AF220807

Mein Kopf ist frei von Niko-tin!

Wie Sie sich endlich dauerhaft von den Zigaretten befreien und jeden Tag als Nichtraucher belohnt werden

4. Auflage

Herstellung und Verlag: BoD – Books on Demand, Norderstedt
ISBN: 9783754335116

Umschlaggestaltung: Markus K. Hoffmann unter der Verwendung der Adobe Stock Bilder mit den Nummern 194180325 und 383757444

Im Folgenden wird aus Gründen der besseren Lesbarkeit ausschließlich die männliche Form verwendet.

Dieses Buch ist meiner Familie gewidmet, die mich in allen Lebenslagen nach wie vor tatkräftig unterstützt.

Inhalt

Vorwort

Sehr geehrte Leserin, sehr geehrter Leser,

unabhängig davon, wie viele Zigaretten Sie derzeit täglich rauchen, der Weg zum Nichtraucher ist prinzipiell immer derselbe: Sie müssen Ihre gesamten Rauchgewohnheiten systematisch einstellen, bis der Alltag ohne Zigaretten völlig normal geworden ist.

Für einen erfolgreichen und dauerhaften Rauchstopp ist dabei eine Vorbereitungsphase sehr hilfreich, vor allem eine möglichst genaue Analyse Ihres bisherigen Rauchverhaltens. Je besser Sie die Auslöser Ihrer Rauchgewohnheiten kennen, umso leichter können Sie mögliche Rückfallsituationen verhindern.

Prinzipiell dreht sich beim Rauchen alles um die Droge Nikotin, die Zigarette ist nur die Verpackung dafür. Ich zeige Ihnen deshalb in diesem Ratgeber die Mechanismen und Auswirkungen des Nikotins sowohl auf Ihren Körper als auch Ihre Psyche und wie Sie sich davon befreien können.

Dies braucht allerdings Zeit, da Sie langfristig Ihr Suchtgedächtnis im Kopf ausschalten müssen. Sie müssen Ihr Leben als Nichtraucher in den nächsten Tagen und Wochen neu erlernen und festigen. Dadurch entsteht ein neues Nichtrauchergedächtnis in Ihrem Kopf, auf dem Sie dann Ihre tägliche Rauchfreiheit aufbauen können.

Auch ich bin nicht einfach von einem Moment auf den anderen zum Nichtraucher geworden. Ich war damals noch ein begeisterter Raucher und konnte mir einen Tag ohne Zigaretten nicht mehr vorstellen. Das ging so weit, dass ich mit meinen Freunden mehrmals ein Raucherkino besucht habe, in dem wir während der Filmvorführung unserer Nikotinsucht »frönten«.

Meine Begeisterung fürs Rauchen ließ dann aber stark nach, als ich zunehmend Zahnfleischblutungen und löchrige Zähne bekam. Mein damaliger Zahnarzt warnte mich in der Folge eindringlich vor dem Weiterrauchen mit den Worten: »Mit dem Rauchen müss´ ma dringend aufhören!« Zu meinen Zahnproblemen kamen dann noch wiederkehrende Kehlkopfentzündungen und Infekte dazu.

Ich fasste den Entschluss mit dem Rauchen aufzuhören, jedoch setzte ich zunächst auf die falsche Methode: Ich wollte einfach weniger rauchen und dann mit der Zeit komplett rauchfrei werden. Doch leider funktionierte das langfristig nicht, ich fiel auf mein altes Zigarettenpensum zurück.

Nach diesem Rückschlag begann ich intensiv zum Thema Rauchen zu recherchieren. Zusätzlich probierte ich auch verschiedene Rauchentwöhnungsprogramme aus. Mein Bild vom Rauchen als Hobby und coolem Lifestyle brach dabei zunehmend in sich zusammen.

Ich bereitete systematisch meinen Rauchstopp vor, und schaffte es dann endlich, von den Zigaretten loszukommen. In diesem Buch habe ich nun genau jene Strategien zusammengefasst, die mir und zahlreichen anderen Ex-Rauchern seit Jahren zum Erfolg verhelfen. Ich bin überzeugt, dass diese Erfahrungen und Erkenntnisse auch Ihnen helfen werden, endlich wieder ein freies und selbstbestimmtes Leben zu führen!

Ich wünsche Ihnen nun viel Glück und Erfolg mit diesem Ratgeber und freue mich, wenn Sie bald zum Kreis der glücklichen Nichtraucher gehören!

Markus K. Hoffmann

Niemand wird mit dem Gedanken ans Rauchen geboren

Was war für Sie persönlich die Motivation zur Zigarette zu greifen? War es die Vorstellung von Abenteuer, Freiheit, Coolness, Gemeinschaftsgefühl oder Entspannung? Welche Belohnungen haben Sie sich damals als Nichtraucher durchs Rauchen erhofft?

Auf jeden Fall hatten Sie wie alle anderen 1.1 Milliarden Raucher auf der Welt nicht von Geburt an den Wunsch Raucher zu werden. Sie wurden durch verschiedene äußere Einflüsse dazu verleitet zur Zigarette zu greifen. Teilweise schon als Kind wurden Sie mit Zigarettenwerbungen, rauchenden Menschen in Film und Fernsehen, oder durch andere rauchende Vorbilder im Alltag konfrontiert. Ihnen wurde dabei Folgendes suggeriert:

»RAUCHEN MACHT DAS LEBEN BESSER, FANG AUCH DAMIT AN!«

Die Traumwelt der Tabakwerbung

Welche Bilder verbinden Sie spontan mit Zigarettenwerbungen? Vielleicht abgemagerte, krebskranke

Kettenraucher, die sich genüsslich eine Zigarette anzünden? Menschen mit Raucherbein? Oder generell Raucher, die mit verfaulten Zähnen und Mundhöhlenkrebs in die Kamera lächeln?

Natürlich nicht! Die Raucher in der Tabakwerbung sind junge, schlanke und gesund aussehende Menschen. Sie haben ein strahlend weißes Lächeln und sind »gut drauf«. Sie sind schlanke, erfolgreiche und emanzipierte Frauen mit makellosem Teint.

Besonders Jugendliche und junge Erwachsene sind für die Tabakindustrie wichtige Kunden. Diese kümmern sich noch nicht so sehr um gesundheitliche Folgen und lassen sich leicht für das sogenannte Abenteuer Rauchen begeistern. Sie sind entscheidend für eine Zigarettenmarke, um mit neuen Kunden zu expandieren. Die Tabakwerbung zieht dabei alle Register, um Zigaretten mit Jugendlichkeit, sexueller Attraktivität und Abenteuer zu verbinden. Das ist besonders verwerflich, denn je früher Jugendliche mit dem Rauchen beginnen, umso schädlicher ist es langfristig für sie.

Ich kam damals noch als junger Erwachsener in Kontakt mit Zigarettenwerbungen im Kino. Beispielsweise kann ich mich gut an einen Spot mit einem Stuntpiloten erinnern, der sich nach einigen waghalsigen Manövern genüsslich eine Zigarette anzündete. Auf den ersten Blick war dieser Werbespot gut gemacht und hat mich bis zu einem gewissen Grad sicher bestärkt weiter zu rauchen.

Im Nachhinein gesehen kann ich darüber nur den Kopf schütteln.

Vor ein paar Jahrzehnten noch wurden im Motorsport Zigaretten beworben, besonders in der Formel 1. Ganze Rennwagen waren vollgepflastert mit Zigarettenwerbung. Das Rauchen wurde in diesem Zusammenhang gezielt mit sportlicher Leistung, Draufgänger- und Heldentum verknüpft. In den Siebzigern gab es sogar Rennfahrer, die selbst geraucht haben. Zum Glück hat sich in diesem Bereich ein komplettes Werbeverbot durchgesetzt.

Die Tabakindustrie zielt logischerweise neben dem Anwerben von neuen Kunden darauf ab, bereits bestehende Kunden bei der (Zigaretten-) Stange zu halten. Sie denkt sich dabei laufend neue Produktvarianten aus, um die Kundschaft dauerhaft an die bevorzugte Marke zu binden. Durch die Einführung von sogenannten Light-Zigaretten oder speziellen Sondereditionen werden gesundheitsbewusste Raucher besänftigt, um sozusagen in aller Ruhe weiterrauchen zu können. Zudem ist die Gestaltung der Packung sehr wichtig. Sie kommuniziert unmittelbar mit dem Raucher und wird zu seinem Statussymbol, das ihn überall begleitet.

Insgesamt ist ein Tabakwerbeverbot besonders wichtig, um die Zahl der Raucher zu verringern. Wie eine umfassende Studie [1] des Nationalen Krebsinstituts der USA zeigt, beeinflusst Werbung in den Medien vor allem Jugendliche in ihrem Rauchverhalten. Diese Zielgruppe neigt unter Einfluss von Tabakwerbung eindeutig dazu, zur Zigarette zu greifen und später gewohnheitsmäßig zu rauchen.

In den Ländern der Europäischen Union ist das Tabakwerbeverbot mittlerweile fest verankert. In den allermeisten Staaten sind zum Beispiel Plakatwerbungen im öffentlichen Raum und Tabakwerbungen in Zeitungen und dem Internet verboten.

Allerdings findet Tabakwerbung weltweit indirekt in sozialen Medien, allen voran You Tube statt. Influencer betreiben dabei in Ihren Lifestylevideos mehr oder weniger offen Werbung fürs Rauchen. Mittlerweile hat aber beispielsweise Instagram verlautbart, User zu sperren, die für E- Zigaretten, Tabakprodukte und Waffen werben. Diesem positiven Beispiel werden in Zukunft hoffentlich noch weitere Konzerne folgen.

Rauchende Schauspieler und Musiker als schlechter Einfluss

Vor allem in der frühen Phase des Kinos mit Schauspielgrößen wie Humphrey Bogart oder Marlene Dietrich war das Rauchen sehr präsent auf der Leinwand. Bogart spielte oft einen regelrechten Kettenraucher, der mit seinem markanten Gesicht und seinen Gesten den abgebrühten, coolen Helden verkörperte und damit dem Rauchen ein attraktives Image verlieh.

Marlene Dietrich wiederum vermittelte den Zuschauern das Bild der emanzipierten, starken Frau und verband das Rauchen mit Glamour und Weltruhm. All das verkörperte sie gleichzeitig auch als Sängerin.

Der Inbegriff des rauchenden Rebellen stellte James Dean in den 50ern dar. Mit der Zigarette im Mundwinkel lehnte er sich gegen die Konventionen der 1950er Jahre auf und »inspirierte« damit eine ganze Generation von Jugendlichen weltweit.

Vor allem auch in den Western der nachfolgenden Jahrzehnte waren immer wieder rauchende Cowboys zu sehen, natürlich allen voran John Wayne. Die Verbindung zum Marlboro Man ist so offensichtlich, dass man fast nicht mehr von indirekter Werbung sprechen kann.

Natürlich sticht auch der damals noch rauchende James Bond alias Sean Connery hervor, der Inbegriff des smarten, durchtrainierten Agenten, bei dem alle Frauen »schwach« werden. Dieser Leinwandheld vermittelt dem Zuschauer, dass Zigarettenrauchen problemlos mit körperlicher Gesundheit und Fitness vereinbar ist. Zudem wurde sein obligatorischer Drink zum Statussymbol des Agenten. Hier wurden Alkohol und Zigaretten richtiggehend mystifiziert.

Während das Rauchen in den 70ern und 80ern auf der Leinwand präsent blieb, kam dann aber in den nachfolgenden Jahrzehnten immer mehr der Nichtraucherschutz auf. Das Rauchen wurde in den westlichen

14

Industrienationen zunehmend verpönt und die qualmen-
den Heldinnen und Helden verschwanden zunehmend
aus den Filmen. Allerdings findet in neuerer Zeit eine
Trendwende statt. In Kultserien und Filmen wie »Orange
is the new Black« oder »Once Upon a time in Hollywood«
sind immer wieder rauchende Protagonisten zu sehen.
Bei »Once Upon a time in Hollywood« kommt außerdem
dazu, dass eine goldene Ära beschworen wird, in der jeder
noch die »Freiheit« hatte zu rauchen. Diese Entwicklung
ist insgesamt sehr negativ. Hoffentlich kommt es innerhalb der Filmwirtschaft zu einem Umdenken, bzw. treten
allgemein Menschen wieder verstärkt gegen das Rauchen
auf.

Die rauchenden Vorbilder im Alltag

Rauchende Vorbilder im Alltag sind ein besonders wichti-
ger Faktor für Nichtraucher, um auch selbst zur Zigarette
zu greifen. Den stärksten Einfluss haben dabei sicher Eltern auf ihre Kinder.

Eine Studie[2] europäischer Forscher, die 2010 in der Fach-
zeitschrift „Oxford Bulletin of Economics and Statistics"
veröffentlicht wurde, zeigt, dass Kinder von Rauchern
später viel öfter zu Zigaretten greifen als jene von Nichtrauchern. Vor allem gilt das geschlechterspezifisch zwischen Vater und Sohn bzw. Mutter und Tochter.

Durch die automatische Vorbildfunktion der Eltern wird im Kinderkopf das Rauchen als normal und gut verankert. Deshalb können Sie mit dem Rauchstopp nicht nur sich selbst, sondern auch Ihren Kindern sehr viel Unheil ersparen.

Der Freundeskreis ist der zweite große Faktor für einen Rauchbeginn. Besonders Partys mit Freunden und der Besuch von Raucherlokalen können der Auslöser sein. Speziell wenn Unmengen von Alkohol fließen, steigt die Gefahr zur Zigarette zu greifen, denn Nikotin und Alkohol schaukeln sich gegenseitig in Ihrer Wirkung im Gehirn hoch.

Vor allem am Anfang Ihres Nichtraucherlebens wird es wichtig sein die vorher genannten Situationen möglichst ganz zu meiden, um das Verlangen nach Nikotin nicht zusätzlich anzuheizen. Das wichtigste Motto lautet zunächst:

AUS DEN AUGEN, AUS DEM SINN!

Warum die Motivation fürs Rauchen trotz der ersten Zigarette nicht verschwindet

Erinnern Sie sich noch daran, wie es bei Ihnen zur ersten Zigarette gekommen ist? Haben Sie sich spontan überreden lassen oder haben Sie schon lange vorher mit dem Gedanken gespielt? Waren Sie nervös oder einfach nur voller Vorfreude? Haben Sie heimlich allein in einem Versteck geraucht oder zusammen mit ihren rauchenden Freunden?

Ich kann mich noch gut an meine erste Zigarette erinnern. Meine Freunde und ich saßen zuhause beisammen, während alle außer mir rauchten. Plötzlich packte mich der Drang, auch einmal mitzumachen. Ich nahm freudig meine allererste Zigarette in die Hand und zündete mir diese unbeholfen an.

Und mit dem ersten Lungenzug erlebte ich das, was am Anfang prinzipiell jedem Raucher widerfährt: Ich hustete, und hatte das Gefühl keine Luft mehr zu bekommen, mir wurde so richtig schwindlig und schlecht. Ich hörte im Hintergrund meine Freunde wie sie sich über meine bleiche Gesichtsfarbe lustig machten.

Mein Körper hatte jedenfalls ganz zu Beginn meiner Raucherkarriere eine unmissverständliche Warnung ausgestoßen:

NICHTS WIE RAUS MIT DEM GIFTIGEN ZEUG!

Diese Reaktion des Körpers ist völlig logisch. Da der Tabakrauch dem Raucher quasi die Luft zum Atmen raubt und das Kohlenmonoxid die Sauerstoffaufnahme im Blut sabotiert, lässt der Körper nun alle Alarmglocken schrillen!

Im Nachhinein betrachtet stellt sich jetzt folgende Frage: Warum machen Raucher nach diesem negativen Erlebnis trotzdem weiter? Wie wird der Tabakrauch plötzlich erträglich oder sogar zum Genuss?

Da kommen die vorher genannten Faktoren ins Spiel: das positive Image der Zigarette und die rauchenden Vorbilder. Hinzu kommen die typischen »Raucherratschläge« die Sie sicher auch schon von anderen Rauchern gehört haben: »Das ist ganz normal am Anfang, du gewöhnst dich bald daran! Das geht bald weg! Das war bei uns genauso, das ist ganz normal!« Das ist kein Vorwurf an Raucher: sie sind selbst Opfer der Tabakpropaganda und der Tabakmaschinerie!

Der neue Raucher will nach der ersten Zigarette keinesfalls aufgeben. Er redet sich so absurdes Zeug ein wie: »Daran muss ich mich nur gewöhnen, das geht jedem so!« Zusätzlich kommt die vorher angesprochene Beschwichtigung der anderen Raucher hinzu und er raucht schließlich weiter. Bald kommt er an den Punkt, wo er süchtig nach Zigaretten ist, d. h. süchtig nach der Droge Nikotin. Diese

Droge schauen wir uns jetzt im nächsten Abschnitt genauer an.

Wie Nikotin körperlich und psychisch auf Sie wirkt und Sie manipuliert

Das Nikotin ist ein Nervengift, das die Tabakpflanze gegen Fressfeinde produziert. Das Verlangen nach diesem Gift treibt derzeit über 1,1 Milliarden Raucher weltweit in die Abhängigkeit nach Zigaretten. Der Tabakrauch tötet dabei laut dem Welttabakbericht der WHO von 2019 jedes Jahr über 8 Millionen Menschen. Das Nikotin entfaltet dabei beim Tabakrauchen mit Abstand die stärkste Wirkung im Vergleich mit allen anderen Nikotinprodukten. In weniger als 10 Sekunden schießt das Nervengift regelrecht ins Gehirn des Rauchers. Durch die manipulative Wirkung des Nikotins im Gehirn nehmen Sie die Selbstvergiftung durch Zigaretten als Belohnung und Genuss wahr.

Die unmittelbare Wirkung des Nikotins beim Rauchen

Durch das Verbrennen des Tabaks wird das Nervengift freigesetzt und mit dem Tabakrauch über die Lunge aufgenommen. Anschließend verteilt es sich über den Blutkreislauf in den ganzen Körper. Das Nikotin gelangt dabei in weniger als 10 Sekunden ins Gehirn. Dort dockt es an bestimmten Nervenzellen an, den sogenannten Nikotinrezeptoren. An diesen wirkt sonst der körpereigene Botenstoff Acetylcholin, der lebenswichtige Körperfunktionen wie Atmung, Blutdruck, Herzschlag, Verdauung und Stoffwechsel beeinflusst. Der Nikotinkick im Gehirn stimuliert diese Nervenzellen und der Körper reagiert mit der Ausschüttung von Botenstoffen wie Dopamin, Adrenalin und Endorphinen und bringt dem Raucher ein kurzfristiges Hochgefühl. Das Nikotin setzt verschiedenste körperliche Prozesse in Gang. Die wichtigsten sind dabei:

➢ Die Herzfrequenz erhöht sich.

➢ Der Blutdruck steigt durch die Verengung der Blutgefäße.

➢ Die Atemfrequenz erhöht sich, der Atem wird flacher.

➢ Die Haut wird schlechter durchblutet, sie kühlt sich ab.

➢ Blutzucker wird vermehrt freigesetzt.

➢ Die Magentätigkeit und die Verdauung werden forciert.

➤ Das Stresshormon Cortisol wird verstärkt ausge-
schüttet.

➤ Die Thrombosegefahr wird größer, weil die Blut-
gerinnungsneigung steigt.

Die körperliche und psychische Nikotin-
sucht

Der Konsum von Nikotin führt früher oder später je nach
Konstitution des Konsumenten zur körperlichen und psychischen Sucht. Vor allem auf der psychischen Ebene hat
Nikotin einen starken Einfluss auf das Verhalten des Rauchers. Hinzu kommt, dass in keinem anderen Nikotinprodukt die Wirkung von Nikotin so stark ist wie in der Zigarette. Das liegt einerseits an der schnellen Aufnahmege-
schwindigkeit des Nikotins beim Rauchen als auch an den
künstlichen Zusatzstoffen, die dem Tabak der Zigarette
beigemengt werden.

Nikotinsüchtige Menschen zeigen folgende Verhaltens-
muster:

➤ starker psychischer Zwang den Suchstoff zu
konsumieren, das sogenannte Craving

➤ Kontrollverlust über das Ausmaß des Konsums

➤ Auftreten einer körperlichen Toleranz

- ➢ systematische Vernachlässigung alltäglicher Interessen aufgrund der Sucht

- ➢ das Fortsetzen des Konsums trotz negativer körperlicher, psychischer und sozialer Auswirkungen

Erschrecken Sie nicht, wenn Sie Ihre derzeitigen Verhaltensweisen in dieser Liste wiedererkennen. Motivieren Sie sich stattdessen umso mehr, endlich aus diesem Nikotinteufelskreis auszubrechen. Egal wie lange und wie viel Sie schon geraucht haben, ein Ausstieg ist für jeden prinzipiell möglich!

Die körperliche Nikotinsucht

Die Nikotinabhängigkeit äußert sich physisch beim Rauchen einerseits durch die Entzugssymptome und andererseits durch die Entwicklung einer Nikotintoleranz des Körpers gegenüber dem Suchtstoff. Das Ausmaß der körperlichen Sucht hängt individuell von den einzelnen Rauchern ab.

Die Nikotintoleranz

Durch die ständige Nikotinaufnahme kommt es zu einer verstärkten Ausschüttung von Dopamin im Gehirn, wodurch das natürliche Dopaminsystem aus dem Gleichgewicht gerät.

Um das körpereigene System wieder unter Kontrolle zu bringen, drosselt der Körper die sonst übliche Herstellung des Botenstoffes. Es entwickelt sich eine sogenannte Nikotintoleranz, d.h. der Körper gewöhnt sich schrittweise an die Wirkung des Nikotins und der Raucher benötigt immer mehr Nikotin, um den gleichen Effekt wie vorher zu erzielen. Die Anzahl der Nikotinrezeptorzellen im Gehirn nimmt dabei stetig zu. Der Raucher befindet sich damit in einer Abwärtsspirale der Sucht.

Die körperlichen Entzugssymptome

Praktisch jeder Raucher hat schon in seinem Raucherleben mehr oder weniger starke Entzugssymptome gespürt. Das hat mit dem ständigen Auf- und ab des Nikotinpegels im Blut zu tun, welches ja das Nikotin u. a. zu den Nikotinrezeptoren im Gehirn transportiert.

Nach jeder Zigarette steigt der Nikotinpegel kurzfristig an, sinkt aber innerhalb einer Stunde wieder signifikant ab. Je abhängiger der Raucher vom Nikotin ist, umso früher setzen bei ihm die ersten Entzugserscheinungen ein, wobei die Nikotinrezeptoren im Gehirn verstärkt Nikotin fordern. Mit einer erneuten Zigarette wird der Raucher dann kurzfristig vom Stress »erlöst«, bis das ganze böse Spiel wieder von vorne beginnt. Die häufigsten Entzugssymptome sind dabei folgende:

- Zittern
- Kribbeln auf der Haut
- Kopfschmerzen
- Schweißausbrüche
- Übelkeit
- Verstopfung
- verstärktes Hungergefühl

Die Entzugssymptome hängen insgesamt von den physischen Voraussetzungen der einzelnen Person ab und davon, wie süchtig der einzelne Raucher bereits ist. In der ersten Phase Ihres Entzugs werden Sie vor allem mit körperlichen Entzugssymptomen konfrontiert sein. Diese Phase ist in den meisten Fällen innerhalb einer Woche erledigt. Die stärksten Entzugssymptome werden Sie nach 3-4 Tagen verspüren, dann gehen diese Schritt für Schritt zurück. Nach 7 Tagen werden die meisten Nikotinrezeptoren, die durch das Rauchen zusätzlich entstanden sind, schon wieder weg sein.

Die psychische Nikotinsucht

Sowohl während des Zigarettenrauchens als auch danach laufen in Ihrem Kopf systematisch Prozesse ab, die Sie psychisch abhängig machen. Jeder Nikotinkick wird dabei mit den Ereignissen während des Rauchens in Ihrem Gehirn abgespeichert. Wenn Sie zum Beispiel auf einer Party sich sehr gut unterhalten und dabei rauchen, verknüpft Ihr Gehirn diese beiden Erlebnisse miteinander und schafft dafür neue Nervenverbindungen. Genauso wie alle anderen Erfahrungen mit Zigaretten wird diese Erinnerung im sogenannten Suchtgedächtnis abgespeichert.

Das Suchtgedächtnis und das Unterbewusstsein

Das Suchtgedächtnis ist der Dreh- und Angelpunkt der Nikotinsucht. In ihm werden alle Erinnerungen mit »positivem« Bezug zum Rauchen gespeichert. Die Nervenbahnen des Suchtgedächtnisses werden dabei in jenen Arealen des Gehirns gebildet, die auf einem starken Reiz - Reaktions- Muster aufbauen. Die treibende Kraft des Suchtgedächtnisses ist dabei das Nikotin:

- Es dockt sich einerseits an das Belohnungszentrum (auch Lustzentrum genannt) Ihres Gehirns an.

- Es aktiviert andererseits den Bereich des Gehirns, der mit dem Lernen und dem Langzeitgedächtnis verbunden ist.

Dadurch, dass Sie das Rauchen einer Zigarette unzählige Male wiederholen, greifen Sie mit der Zeit automatisch zur Zigarette und Ihre Rauchroutinen laufen wie im Autopilot-Modus immer wieder ab. Das Rauchen hat sich nun tief in Ihr Unterbewusstsein eingegraben.

Um diese Verhaltensweisen wieder abzubauen, müssen Sie alle Handlungen, die Sie mit der Zigarette verbunden waren, neu erlernen. Dies braucht Zeit und Geduld, wobei Sie in einem Zeitraum von 5 bis 6 Wochen Ihre Nichtraucherroutinen größtenteils im Kopf etablieren können.

Der derzeitige Forschungsstand deutet darauf hin, dass Sie Ihr Suchtgedächtnis zwar zum größten Teil abbauen können, allerdings ist es nicht möglich, es gänzlich zu löschen. Einzelne Nervenbahnen mit Erinnerungen ans Rauchen werden bei Ihnen bestehen bleiben.

Deshalb kann es passieren, dass Ex-Raucher auch nach Monaten oder sogar Jahren des Nichtrauchens ganz plötzlich durch einen optischen Reiz Lust auf eine Zigarette bekommen. Z. B. wenn Sie jemand sehen, der Ihre damalige Zigarettenmarke raucht, oder wenn Sie an einen Ort zurückkehren, an dem Sie früher viel geraucht haben. Bleiben Sie in diesen Situationen ruhig und gehen Sie konsequent Ihren Nichtraucherweg weiter. Im weiteren Verlauf des Buches werde ich Ihnen effektive Gegenmittel zeigen, wie Sie solche Suchtattacken unbeschadet überstehen.

Die psychischen Entzugssymptome

Die psychischen Entzugserscheinungen sind wie die körperlichen auch von Raucher zu Raucher unterschiedlich stark. Um sich von diesen Entzugssymptomen zu befreien, brauchen Sie Geduld und konsequentes Handeln. Ich habe Ihnen hier die häufigsten Symptome aufgelistet:

- ➢ Reizbarkeit

- ➢ innere Unruhe

- ➢ depressive Verstimmungen

- ➢ Konzentrations- und Gedächtnisstörungen

- ➢ Angststörungen

- ➢ Ständiges Kreisen der Gedanken um den Suchtstoff Nikotin

- ➢ die Suchtattacke, das sog. Craving

Der Weg in die Rauchfreiheit führt dabei vor allem über die psychische Ebene. Mit den Strategien, die Sie in den nachfolgenden Kapiteln finden, können Sie diese psychischen Entzugssymptome nach einigen Wochen größtenteils unter Kontrolle bekommen.

Die Nikotinsucht als Türöffner für die gesundheitliche Schädigung durch Tabakrauch

Die treibende Kraft immer wieder zur Zigarette zu greifen ist, wie wir vorhin gesehen haben, die Nikotinsucht. Sie öffnet damit dem Tabakrauch Tür und Tor, um den Raucher zu vergiften. Die brennende Zigarette enthält über 250 giftige und über 70 nachgewiesen krebserregende Substanzen[3]. Jedes Mal, wenn Sie eine Zigarette anzünden, starten Sie einen radioaktiven und chemischen Angriff auf Ihren Körper.

Ich habe Ihnen nachfolgend eine Auswahl der schädlichsten Stoffe in der Zigarette aufgelistet, um Ihnen zu zeigen, welches Gift Sie sich mit jedem Zug an der Zigarette hineinziehen.

Teer

Teer ist ein flüssiges schwarzbraunes Kohlenwasserstoffgemisch, das sich aus dem Tabakrauch in der Lunge des Rauchers bildet. Der Teer ist voller kanzerogener Giftstoffe. Wenn Sie jeden Tag 20 Zigaretten rauchen, leeren Sie sich umgerechnet jedes Jahr eine Tasse Teer in die

Lungen hinein. Dieser verklebt die Flimmerhärchen in den Atemwegen und der Lunge. Staub kann nicht mehr nach draußen gehustet werden und Sie werden Schritt für Schritt vergiftet.

Kohlenmonoxid

Kohlenmonoxid entsteht erst wenn der Tabak brennt. Es ist ein farbloses, geruchsloses Gas. Es bildet sich bei der unvollständigen Verbrennung von kohlenstoffhaltigen Objekten und besetzt auf den roten Blutkörperchen den Platz des Sauerstoffs. Der Körper wird dadurch automatisch mit weniger Sauerstoff versorgt, was zu Konzentrationsschwächen, Übelkeit und Kurzatmigkeit führen kann. In hohen Konzentrationen kann Kohlenmonoxid zum Tod führen. Insbesondere ungeborene Kinder im Mutterleib sind durch Kohlenmonoxid gefährdet.

Polyzyklische aromatische Kohlenwasserstoffe (PAK)

Sie sind u. a. im Tabakrauch oder in Autoabgasen zu finden. PAK entstehen bei der unvollständigen Verbrennung von organischem Material wie Holz, Kohle oder Öl und sind Verursacher für Tumore in den Atemwegen. Viele PAK haben krebserregende, erbgutverändernde und fortpflanzungsgefährdende Eigenschaften und reichern sich im ganzen Körper an.

Hauptvertreter ist das Benzpyren. Dabei wird der Tumorsuppressor Gen p53 geschädigt, wodurch eine Krebswachstumsbremse in den Zellen ausgeschaltet wird.

Formaldehyd

Formaldehyd ist ein farbloses, stechend riechendes Gas. Es entsteht in der Zigarette durch das Abbrennen des zugesetzten Zuckers. Es reizt die Atemwege, Schleimhäute können anschwellen und die Bindehaut der Augen wird angegriffen. Es kann Kopfweh, Müdigkeit und Konzentrationsstörungen auslösen und das zentrale Nervensystem schädigen. Der Giftstoff steht außerdem im Zusammenhang mit der Entstehung von Allergien und asthmatischen Beschwerden. Formaldehyd kann langfristig Krebs im Nasenrachenraum auslösen.

Nitrosamine

Sie sind giftige, stickstoffhaltige Verbindungen, die im Tabak vorkommen aber z. B. auch beim Räuchern oder Grillen entstehen. Nitrosamine entstehen durch die Verbindung von Aminen mit Nitrit und werden in unserem Körper in das vorher beschriebene Formaldehyd umgewandelt. Nitrosamine stehen in Zusammenhang mit verschiedenen Krebsarten und schädigen zudem die Leber.

Arsen

Dieses Element kommt in unterschiedlich giftigen Varianten in der Natur vor. Der Raucher inhaliert dabei das krebserregende anorganische Arsen. Diese Form des Arsens gelangt in alle Organe wobei die langfristige Aufnahme dieses Giftes u.a. Hautschädigungen, Herzerkrankungen und Lungenschäden zur Folge haben kann. Anorganisches Arsen findet man zudem in verschiedenen

Reissorten in unterschiedlicher Konzentration, je nachdem wie der Reis angepflanzt und gekocht wird.

Blausäure

Blausäure ist eine hochgiftige, farblose Flüssigkeit, die beim Rauchen als Gas über die Lunge aufgenommen wird. Dieses Gas ist zwar in Zigaretten nur in sehr kleinen Mengen vorhanden, kann aber Kopfschmerzen, Übelkeit und Erbrechen auslösen. Blausäure wirkt auf die Zellatmung, ab einer bestimmten Dosis setzt eine innere Erstickung ein. Blausäure wird u.a. bei Hinrichtungen in den USA mit der Todesspritze eingesetzt.

Polonium

Polonium ist ein radioaktives Zerfallsprodukt von Uran. Es kommt über die Luft oder aus dem Boden über die Wurzel in die Tabakblätter. Die Tabakpflanze speichert dabei besonders gut radioaktive Stoffe. Polonium ist ein hochaggressiver Alphastrahler, der die Lunge des Rauchers von innen verstrahlt. Dies kann zu Mutationen in der Lunge und damit zu Lungenkrebs führen.

Plutonium

Plutonium kennt man aus Atombomben und Atomkraftwerken. Durch die Atombombentests aus den sechziger Jahren und bei Satellitenabstürzen in den siebziger Jahren ist das Plutonium in die Atmosphäre und letztlich in die Tabakpflanze gelangt. Plutonium hat eine stark krebserregende Wirkung.

Die radioaktive Strahlung im Zigarettenrauch ist eine besonders gefährliche Quelle für DNA-Mutationen. Wenn Sie täglich zwei Packungen Zigaretten rauchen, entspricht das 250-mal Röntgen im Jahr!

Von den Herstellern beigemengte Zusatzstoffe in der Zigarette

Die heutige, industriell gefertigte Zigarette wird von den Herstellern mit hunderten verschiedenen Zusatzstoffen versetzt. Diese beeinflussen maßgeblich die Wirkung des Tabaks und haben entscheidenden Einfluss auf das Suchtpotential der Zigarette, d. h. die Nikotinaufnahme. (Dazu im nächsten Kapitel gleich mehr). Die Tabakkonzerne haben dabei einen breiten Spielraum, was sie den Zigaretten beimengen können.

Die Zusatzstoffe werden den Zigaretten aus mehreren Gründen hinzugefügt. Einerseits geben diese der Zigarette einen eigenen Geschmack, sie regeln die Abbrenngeschwindigkeit der Zigarette und halten den Tabak bis zu einem gewissen Grad feucht, Zudem fördern sie zum Teil die Nikotinabhängigkeit. Insgesamt sollen diese Zusatzstoffe die Zigarette attraktiver machen, was auch bei den E-Zigaretten eine große Rolle spielt, später dazu mehr.

Obwohl einige Zusatzstoffe Lebensmittel aus dem alltäglichen Gebrauch sind, werden diese in der über 600 Grad heißen Zigarettenglut zu teils kanzerogenen chemischen Verbindungen.

Hier habe ich ein paar dieser giftigen Verbindungen aufgelistet:

Aldehyde (wie z. B. Formaldehyd)

Zucker oder zuckerhaltige Substanzen wie Honig, Getreide, Karamell oder Ahornsirup werden dem Tabak von den Zigarettenherstellern aus Geschmacksgründen beigemengt. Beim Abbrennen der Zigarette wird der meiste Zucker chemisch umgewandelt und es entstehen gesundheitsschädliche Verbindungen namens Aldehyde. Formaldehyd reizt dabei die Atemwege und verstärkt die Sucht nach Nikotin.

Menthol

In bestimmten Zigaretten sind im Filter Mentholkapseln eingebettet, die den Tabakrauch angenehmer und leichter verträglich machen sollen. Zudem dichtet die Werbung dem Menthol einen »Frischekick« an. Diese Zigarettenmarken richten sich vor allem an jugendliche Neueinsteiger. Das Menthol bewirkt aber keinesfalls einen gesundheitlichen Vorteil, im Gegenteil, Menthol hat zur Folge, dass der Rauch tiefer in die Bronchien eingeatmet wird. Hinzu kommt, dass durch die teilweise Verbrennung von Menthol die krebserregenden Stoffe Benzpyren und Benzol. entstehen.

Seit dem 20.5.2020 ist zum Glück der Verkauf von Mentholzigaretten in der gesamten EU verboten.

Ammoniumverbindungen

Durch die Verbrennung beim Rauchen entsteht aus den beigefügten Ammoniumverbindungen Ammoniak. Es ist ein giftiges, stechendes Gas. Es bewirkt, dass der Nikotinkick stärker ist und länger andauert. Die Lunge kann dabei das Nikotin schneller aufnehmen und im Gehirn wird das Anfluten des Nikotins forciert.

Feuchthaltemittel wie Glycerin oder Propandiol (auch Propylenglykol genannt)

Propandiol ist eine farblose Flüssigkeit, die der Zigarette als Feuchthaltemittel beigefügt wird. Beim Verbrennen entsteht das giftige Propylenoxid, das Haut, Augen und Atemwege reizt.

Glycerin wird prinzipiell in verschiedensten Bereichen, wie bei Lebensmitteln, Reinigungsmitteln oder Medikamenten eingesetzt. Bei der Verbrennung beim Rauchen entsteht Acrolein, das die Atemwege reizt. Zusätzlich lähmt dieses den Selbstreinigungsapparat in den Bronchien.

Die häufigsten Erkrankungen durch das Rauchen

Durch all die vorher erwähnten Giftstoffe in der Zigarette kommt es bei sehr vielen Rauchern zu verschiedensten schweren Erkrankungen:

Erkrankungen der Lunge - Lungenkrebs, Asthma, COPD

Der Tabakrauch richtet gerade in der Lunge größtmöglichen Schaden an. Er bewirkt verschiedene Entzündungsprozesse, schädigt das Lungengewebe und fördert die Bildung von Bronchialschleim. 9 von 10 Lungenkrebserkrankungen sind auf das Rauchen zurückzuführen. Das Lungenkrebsrisiko steigt dabei mit den Raucherjahren und der Anzahl der gerauchten Zigaretten kontinuierlich an. Bei Frauen ist in den letzten Jahren ein signifikanter Anstieg von Lungenkrebserkrankungen feststellbar.

Asthma, das mit einer chronischen Entzündung der Atemwege einhergeht, kann durch Rauchen ausgelöst und verschlimmert werden. Das gilt sowohl für aktives als auch passives Rauchen.

Die chronische Raucherbronchitis (COPD) wird ebenfalls durch das Rauchen gefördert. Die Symptome dieser Krankheit sind chronischer Husten, Atemnot und Auswurf. 90 Prozent aller COPD Patienten waren Ex- Raucher.

Egal wie lange Sie schon bisher geraucht haben, nach dem Rauchstopp sollten Sie auf jeden Fall mit einem Lungenfacharzt in Kontakt bleiben, um die Lunge genau zu beobachten.

Herzerkrankungen und Schlaganfall

Das Herz wird durch Tabakrauch ebenfalls massiv geschädigt. Viele Raucher sind durch eine **koronare**

Herzkrankheit betroffen. Bei dieser Krankheit sind die Blutgefäße, die das Herz versorgen, verengt und der Herzmuskel bekommt nicht genügend Sauerstoff geliefert. Hier spielt das Nikotin eine Schlüsselrolle, da es ja die Verengung der Blutgefäße bewirkt und die Herzaktivität steigert.

Tabakrauch kann außerdem für die Entstehung einer Angina Pectoris verantwortlich sein. Die Symptome der Angina Pectoris, wörtlich übersetzt Brustenge, sind anfallsartige Brustschmerzen, die durch eine vorübergehende Durchblutungsstörung des Herzmuskels verursacht werden. Die Beschwerden können sich auch als Brennen bemerkbar machen, Schmerzen strahlen in der Gegend des Brustkorbs und bis zu den Armen aus. Bei kalten Temperaturen und nach ausgiebigem Essen treten die Beschwerden eher auf. Angina Pectoris-Schmerzen hängen eng mit der koronaren Herzkrankheit zusammen, da sie durch eine Unterversorgung des Herzmuskels mit Sauerstoff verursacht werden. Im schlimmsten Fall kann eine Angina Pectoris zu einem Herzinfarkt führen.

Auch steigt durch das Rauchen die Gefahr eines Schlaganfalls. Die Gifte im Zigarettenrauch machen das Blut zähflüssiger und die Ausbildung von Blutklumpen wird wahrscheinlicher. Wird ein Blutgefäß im Hirn verstopft, fehlt der Sauerstoff und der Schlaganfall tritt ein.

Raucherbein

Die Ursache des sogenannten Raucherbeins liegt in einer Arteriosklerose, also einer Gefäßverkalkung in den Blutgefäßen der Beine. Der Teer der Zigaretten lagert sich dabei an den Wänden der Blutgefäße ab und verengt sie. Das Bein wird nicht mehr ausreichend mit Blut und Sauerstoff versorgt und es entsteht eine arterielle Verschlusskrankheit, die im ärgsten Fall eine Amputation notwendig macht.

Krankheiten von Zahnfleisch und Zähnen bis hin zur Zahnfäulnis

Rauchen fördert die Zerstörung der Zähne und des Zahnfleisches. Karies und Paradontitis sind ein häufig auftretendes Phänomen. Wenn sich die krankheitserregenden Bakterien ausbreiten, kann dies zu Lungenentzündungen, Herzinfarkten und Schlaganfällen führen.

Rauchschäden in der Schwangerschaft und Stillzeit

Rauchen schadet dem ungeborenen Kind in vielerlei Hinsicht. Seit 1957 gibt es mittlerweile tausende Studien über das Rauchen in der Schwangerschaft. Ein Rauchstopp hat dabei verschiedenste positive Auswirkungen auf die Gesundheit und Entwicklung des Kindes. U. a. sinkt die Wahrscheinlichkeit für Früh- und Totgeburten sowie plötzlichen Kindstod erheblich. Außerdem verringert sich bei einem Rauchstopp die Gefahr, dass das Kind geistig und körperlich unterentwickelt ist und dass die Lungenfunktion beeinträchtigt ist. Insgesamt wird die

Durchblutung und damit die Sauerstoff- und Nährstoffversorgung des Embryos durch das Nichtrauchen der
Mutter signifikant verbessert.

Der kalte Rauch - die versteckte Vergiftung

Wenn man vom Rauchen spricht, fällt oft der Begriff des
Passivrauchs. Das ist der Rauch, den Menschen direkt aus
der Raumluft einatmen, ohne dabei selbst zu rauchen.
Neben diesem gibt es aber noch einen zusätzlichen, den
sogenannten kalten Rauch oder Rauch aus dritter Hand.
Dieser bekam in der Vergangenheit kaum Aufmerksam-
keit, wird aber in letzter Zeit öfters diskutiert.

Der kalte Rauch setzt sich in allen Räumen, in denen geraucht wird auf verschiedenen Oberflächen fest. Er wirkt
auch direkt auf der Haut, den Haaren und der Kleidung
von Rauchern. Z. B. wenn Sie an der Kasse im Supermarkt
arbeiten und in die Rauchpause gehen, dampfen Sie danach die Giftstoffe langsam in Ihre Umgebung ab.

Zum Thema kalter Rauch in Innenräumen wurde in einem
deutschen Kino, in dem seit 15 Jahren nicht mehr geraucht wurde, ein Experiment[4] durchgeführt. Forscher
der Yale Universität und dem Max-Planck-Institut für Che-
mie haben in Mainz unter der Leitung von Drew Gentner
die Luftqualität innerhalb eines Kinosaals über 4 Tage lang
gemessen. Schon beim Betreten des Kinos ging die Schadstoffbelastung stark nach oben. Dabei wurden vor allem
durch die Kleidung der Raucher, die vor dem Film noch
eine Zigarette geraucht hatten, die Schadstoffe in die
Raumluft abgegeben. Die Forscher konnten feststellen,

dass die Schadstoffbelastung während eines Filmes umgerechnet 10 Zigaretten entspricht, die man mittels Passivrauch aufnehmen würde. Besonders ist der kalte Rauch auch in Pflegeberufen problematisch, da die Patienten unmittelbar mit den Giftstoffen von rauchenden Pflegern konfrontiert sind. Leider ist in diesem Berufsumfeld der Anteil der Raucher sehr hoch, was sehr stark mit dem falschen Bild der Zigarette als Anti-Stress-Hilfe zusammenhängt. Durch das Rauchen erhoffen sich die Pflegekräfte in diesem psychisch und körperlich sehr fordernden Beruf Entspannung und Erholung, was aber bekanntlich eine Illusion ist.

Auf jeden Fall kann in diesem Bereich durch Nichtrauchen sehr viel Positives bewirkt werden. Generell gesehen ist es wichtig in Innenräumen möglichst viel zu lüften, das gilt vor allem auch für Ihr Zuhause, wo Sie ja immer wieder in den letzten Monaten und Jahren geraucht haben.

Bereiten Sie sich auf den Nikotin-stopp/Rauchstopp systematisch vor

Sie könnten jetzt von einer Sekunde auf die nächste mit dem Rauchen aufhören, d. h. mit einem sogenannten kalten Entzug. Dies scheint auf den ersten Blick einleuchtend. Es spricht eigentlich nichts dagegen, das Rauchen so schnell wie möglich hinter sich zu bringen.

Diese Brechstangenmethode birgt aber langfristig große Rückfallgefahren, da Sie keine klare Wegbeschreibung vor sich haben und das Ganze einer Fahrt durch eine Nebelbank gleicht. Ihnen fehlen wichtige Vorbereitungen auf den Rauchstopp, die Ihnen sehr helfen werden, um dauerhaft rauchfrei zu bleiben.

Ich habe deshalb ein paar vorbereitende Maßnahmen zusammengestellt, die auch mir sehr geholfen haben. Lassen Sie sich für die Vorbereitung insgesamt 5 Tage Zeit, dann können Sie in Ruhe alles Wichtige erledigen!

Rauchen Sie dabei Ihr derzeitiges Pensum an Zigaretten in der Vorbereitungsphase weiter. Sehen Sie diese Zeitspanne aber keinesfalls als letzte Gnadenfrist, in der Sie noch einmal so richtig rauchen »dürfen«! In dieser Zeit geht es vor allem darum, dass Sie sich selbst und Ihre

Rauchgewohnheiten analysieren. Dadurch können Sie langfristig viel besser mit verschiedenen Situationen im Nichtraucheralltag umgehen. Sie werden dann nicht so einfach von den vorher beschriebenen Suchtmechanismen überrumpelt.

Die Planung des ersten rauchfreien Tages

Legen Sie den ersten Nichtrauchertag möglichst so an, dass er auf ein arbeitsfreies Wochenende fällt, bzw. fixieren Sie besondere Termine mit hohem Stresspegel nicht auf diesen Tag. Versuchen Sie generell in den ersten Tagen des Entzugs alle beruflichen und privaten Stresssituationen auf ein Minimum zu reduzieren.

Stress stellt generell die größte Nikotinfalle dar, die Sie für einen erfolgreichen Rauchstopp überwinden müssen. Streichen Sie sich den ersten Nichtrauchertag groß und fett im Kalender an und fixieren Sie diesen Termin zusätzlich als Erinnerung im Handy. Damit setzen Sie sich ein klares Ziel und kommen erst gar nicht in Verlegenheit, den Rauchstopp ewlg nach hinten hinauszuzogern.

Stellen Sie einen Zeitplan für den ersten rauchfreien Tag auf. Schreiben Sie alle Aktivitäten des Tages auf und halten Sie sich möglichst genau daran. Planen Sie Tätigkeiten ein, die Sie besonders gern machen. Natürlich sind Sie jetzt in der Coronakrise limitiert. Auf jeden Fall ist viel Bewegung an der frischen Luft hilfreich am ersten Tag. Planen Sie Mahlzeiten ein, die Sie besonders gerne essen, und machen Sie möglichst alles, was Sie mit echtem Genuss und Entspannung verbinden.

Freuen Sie sich auf den ersten Tag ohne Zigaretten, und seien Sie stolz auf sich, den ersten Schritt zum Nichtraucher gemacht zu haben.

Ihre Selbstanalyse als Raucher

Die Analyse ihrer Rauchgewohnheiten ist der zentrale Punkt in der Vorbereitung zum Rauchstopp. Diese Selbstanalyse beinhaltet dabei zwei Bereiche Ihres Raucherlebens:

• Die Analyse Ihrer Vergangenheit als Raucher

• Die Selbstbeobachtung und Analyse Ihres aktuellen Rauchverhaltens

Je besser Sie sich und Ihre Beweggründe zu rauchen kennen, umso besser kommen Sie in Zukunft zurecht.

Die Analyse Ihrer Vergangenheit als Raucher

Schreiben Sie eine kleine Biografie über Ihr Leben als Raucher auf, die die wichtigsten Stationen in Ihrem bisherigen Raucherleben beschreibt. Finden Sie heraus, was Ihre ursprüngliche Motivation war, um mit dem Rauchen anzufangen: Waren Sie von Anfang an ein begeisterter Raucher, oder sind Sie einfach so hineingeschlittert? Welche Hauptfunktion hat die Zigarette in Ihrem Leben erfüllt? Außerdem müssen Sie notieren, warum Sie heute immer noch rauchen, d. h. was von der vorher beschriebenen Rauchpropaganda bei Ihnen noch nachwirkt. Auf jeden Fall haben Sie mit dem Rauchen immer schon eine gewisse Faszination verbunden. Finden Sie heraus, was Rauchen Ihnen in Ihrem Leben geben soll und machen Sie sich klar, dass das Rauchen nur eine Illusion ist.

Möglicherweise waren Sie immer schon einem starken Gruppendruck ausgesetzt und als Kind schon von lauter Rauchern umgeben. Sind Sie vielleicht generell jemand, der sich immer zu allem überreden lässt, obwohl er eigentlich andere Wünsche und Vorstellungen für sein Leben hat? Höchste Zeit ein starkes Selbstbewusstsein als Nichtraucher zu gewinnen und endlich Nein zu sagen!

Haben Sie von Anfang an sehr viel geraucht oder langsam Schritt für Schritt die Dosis Nikotin erhöht? Vielleicht neigen Sie dazu Dinge exzessiv zu betreiben? Dann wird es generell Zeit einen Gang herunterschalten. Vor allem Atem- und Entspannungsübungen sind hier eine große Hilfe, später dazu mehr.

Falls Sie schon einmal versucht haben aufzuhören, aber rückfällig geworden sind, analysieren Sie die Gründe dafür. Sie müssen die Trigger, also die Auslöser, kennen, warum Sie zur Zigarette gegriffen haben! War es eine extreme Stresssituation, die Sie unvorbereitet getroffen hat? Oder war es eine typische Situation, die immer wieder vorgekommen ist? Wurden Sie z.B. wieder einmal Opfer Ihres Chefs, sodass Sie vor lauter Stress zur Zigarette greifen »mussten«? Oder war die Zigarette zum Lieblingswhisky mit Cola einfach zu verlockend?

Überlegen Sie sich genau, warum es zu Ihrem Entschluss für den Rauchstopp gekommen ist. War es der unbedingte Drang mit dem Rauchen aufzuhören, oder haben Sie den Entschluss spontan gefasst, mehr aus einer Laune heraus beim Jahreswechsel? Oder war es nur eine Wette, um zu sehen, wer länger durchhält? Sie müssen eine starke persönliche Motivation entwickeln, um mit dem Rauchen aufzuhören, d. h. nur wegen dem Wohl eines anderen Menschen aufzuhören, ist langfristig zu wenig.

Natürlich ist es absolut legitim z. B. wegen einer Schwangerschaft die Finger von der Zigarette zu lassen, doch es geht vor allem darum, dass Sie sich aus tiefster innerer Überzeugung heraus vom Tabakrauch befreien wollen!

Die Selbstbeobachtung und Analyse Ihrer aktuellen Rauchgewohnheiten

Je besser Sie sich als Raucher kennen, umso effektiver können Sie beim Umstieg zum Nichtraucher Situationen mit hohem Suchtdruck bestehen. Starten Sie die Selbstbeobachtung als Raucher noch heute! Bitte beobachten Sie dabei alle Rauchsituationen in den nächsten Tagen der Vorbereitungsphase nach folgenden Kriterien:

Beschreibung der jeweiligen Situation

Wie jeder Raucher greifen Sie in bestimmten Situationen zur Zigarette, der Ort und die Tageszeit sind entscheidend und ob Sie allein sind oder nicht. Die Anzahl der Menschen um Sie herum kann sehr großen Einfluss darauf haben, ob Sie z. B. gestresst sind oder nicht. Das wirkt sich dann direkt auf Ihr Rauchverhalten aus.

Die Funktion der Zigarette

Die grundsätzliche Funktion der Zigarette ist für alle Raucher gleich: nämlich die Befriedigung der Nikotinsucht. Dazu kommen aber noch individuelle Anlagen des Rauchers dazu. Sind Sie z. B. vor allem ein Stressraucher? Oder soll die Zigarette verstärkt die langweiligen Momente in Ihrem Leben tilgen?

Der Suchtdruck vor dem Griff zur Zigarette

Stufen Sie den Suchtdruck ein, den Sie in der jeweiligen Situation spüren. Verwenden Sie dazu eine Skala von 1-5, wobei 5 den höchsten Druck darstellt. Bei den meisten Rauchern ist die erste Zigarette am Morgen besonders mit der Nikotinsucht gekoppelt, da über Nacht der Nikotinpegel bereits wieder stark gefallen ist.

Die Menge an Zigaretten in der jeweiligen Situation

Weiters ist die Menge an Zigaretten, die Sie in einer bestimmten Situation rauchen, sehr wichtig. Es gibt Situationen, in denen Raucher eine ganze Kaskade an Zigaretten konsumieren. Genügt es Ihnen z. B. bei einem gemütlichen Treffen zum Kaffee, eine Zigarette zu rauchen, oder qualmen Sie dabei gleich eine nach der anderen?

Ich habe früher auch schon eine halbe Schachtel in kürzester Zeit runtergeraucht, wenn ich gerade mit Freunden gemütlich zusammengesessen bin.

Die Gemütslage nach einer Zigarette

Wie ändert sich die Stimmung bei Ihnen nach einer Zigarette? Wie lange dauert es nach einer Zigarette bis Sie wieder an eine neue denken? Geben Sie vielleicht die Schachtel nach einer Zigarette praktisch gar nicht mehr aus der Hand? Vermeiden Sie gezielt gewisse Tätigkeiten, um ja die nächste »rechtzeitig« rauchen zu können? Je genauer Sie Ihre Rauchgewohnheiten analysieren, umso gezielter können Sie gegen Ihre antrainierten

Verhaltensweisen vorgehen. Sie wissen dann genau auf welche Situationen Sie besonders achten müssen.

Sie können das Ganze auch in Form einer Tabelle zusammenfassen, die Sie auf der nächsten Seite finden und folgendermaßen aussehen kann:

Meine Rauchgewohnheiten

Situation	Die Funktion der Zigarette	Suchtdruck (1-5)	Menge an Zigaretten	Gemütslage nach der Zigarette

Ziel dieser Selbstbeobachtung ist es letztendlich, dass Ihnen bewusst wird, wie sehr Sie das Nikotin manipuliert und Ihr Leben verdirbt. Sie sollten nach diesen 5 Tagen heilfroh sein, endlich aus der Geiselhaft des Nikotins herauszukommen.

Schlagen Sie sich falsche Vorstellungen über das Rauchen aus dem Kopf!

Schon lange bevor Sie zum ersten Mal zur Zigarette gegriffen haben, hat man Ihnen diverse Mythen rund ums Rauchen ins Hirn getrichtert. Alle diese angeblichen Vorteile der Zigarette stellen sich bei näherer Betrachtung als falsch heraus. Um sich langfristig von den Zigaretten zu befreien, ist es unbedingt notwendig, diesen Unsinn aus Ihrem Kopf zu kriegen. Ich habe Ihnen hier die gängigsten falschen Vorstellungen über das Rauchen aufgeschrieben und entkräftet.

🖐 Rauchen macht schlank

Dieser ist sicher der weitverbreitetste Mythos überhaupt, den auch immer wieder die Tabakwerbung verbreitet hat. Dass Rauchen in Wirklichkeit sogar langfristig eher zu Übergewicht führt, zeigt eine Wiener Studie[5] aus dem Jahr 2014, die im British Medical Journal veröffentlicht wurde. In dieser Studie wurden die Gesundheitsdaten von 986 österreichischen Bankangestellten ausgewertet.

Dabei stellte sich heraus, dass regelmäßige Raucher im Schnitt 10 Kilogramm mehr auf die Waage bringen und sich durchschnittlich weniger bewegen als Nichtraucher.

Eine zweite, finnische Studie[6], die vom Department of Public Health in Helsinki 2009 durchgeführt wurde, zeigte zudem, dass Frauen, die schon als Teenager geraucht hatten, ab Mitte 20 im Hüftbereich zunahmen. Frauen, die bereits im Teenageralter mehr als zehn Zigaretten pro Tag geraucht hatten, waren dann als junge Frauen doppelt so stark von Übergewicht bedroht wie Nichtraucherinnen. Bei den männlichen Studienteilnehmern bauten sowohl Raucher als auch Nichtraucher gleichermaßen Übergewicht auf.

🖐 Rauchen entspannt

Von Rauchern hört man immer wieder, dass sie sich durch Zigaretten entspannen würden. Aus subjektiver Sicht des Rauchers scheint diese Aussage stimmig zu sein. Immer wenn der Raucher aufgeregt oder angespannt ist, konsumiert er eine Zigarette und fühlt sich hinterher entspannter.

Von außen betrachtet schaut das Ganze aber anders aus. In Wirklichkeit haben Sie als Raucher wegen des Nikotinzwangs prinzipiell einen ständig erhöhten Stresspegel. Dieser Entzugsstress wird durch das Rauchen einer Zigarette nur kurzfristig immer wieder ruhiggestellt. D. h. Sie starten immer vor der Zigarette auf einem höheren Stresslevel als ein Nichtraucher! Durch die Zigarette kommen Sie insgesamt maximal auf das Level, das Sie als Nichtraucher automatisch hätten!

Ganz abgesehen davon wird sich eine stressige Situation sowieso niemals deshalb auflösen, weil Sie sich giftigen Tabakrauch in die Lungen ziehen!

🍂 Rauchen fördert die Konzentration bei der Arbeit

Dieser Mythos hält sich nach wie vor hartnäckig. Aus der Perspektive des Rauchers scheint diese Behauptung auf den ersten Blick wiederum zu stimmen. Immer wenn der Raucher unruhig und nervös wird, und die Gedanken abgleiten, zündet er sich eine Zigarette an und plötzlich wird er fokussiert auf seine Arbeit.

Aber wie beim Zusammenhang zwischen dem Rauchen und der Entspannung sieht es auch mit der Konzentration auf den zweiten Blick ganz anders aus. Durch den ständigen Suchtdruck des Nikotins werden Ihre Gedanken immer wieder auf den Nikotinnachschub gelenkt. Außerdem wird durch das Kohlenmonoxid das Gehirn mit weniger Sauerstoff versorgt und die Durchblutung ist bedingt durch das Nikotin schlechter. Insgesamt leidet also durch das Rauchen die Konzentration.

🍂 Wenig rauchen schadet nicht

Es gibt beim Rauchen keine unbedenkliche Menge an Zigaretten! Jede einzelne Zigarette enthält über 250 giftige Substanzen, wobei im Tabakrauch über 70 nachweislich krebserregende Stoffe zu finden sind!

2018 wurde eine Studie[7] zu den Auswirkungen des Rauchens in Bezug auf Herzinfarkte und Schlaganfälle durchgeführt, die im British Medical Journal publiziert wurde. Sie zeigt, dass Raucher schon ab einer Zigarette pro Tag ein ca. 50 % höheres Risiko für Herzerkrankungen sowie ein rund 30 % höheres Risiko für Schlaganfälle im Vergleich zu einem Nichtraucher haben.

Auch wenn Sie bisher täglich geraucht haben, wird Ihr Gesundheitsrisiko nach dem Rauchstopp geringer werden als das eines Gelegenheitsrauchers, der wenig raucht.

Generell ist das Bild des sogenannten Gelegenheitsrauchers ein sehr gefährliches. Manche Raucher halten sich dabei für Nichtraucher, die nur das eine oder andere Mal »zum Spaß« zur Zigarette greifen. Auch bei mir war das eine Zeit lang so, bis ich dann zunehmend zum konstanten Raucher geworden bin.

    ✐   Light-Zigaretten schaden generell weniger

Dieser Mythos ist nach wie vor sehr verbreitet. Wie aber eine Studie[8] der Ohio State University aus dem Jahr 2017 zeigt, haben Light-Zigaretten, also Zigaretten mit weniger Teer und Nikotin, keinen gesundheitlichen Vorteil. Sie bringen sogar ein höheres Lungenkrebsrisiko mit sich. Das hängt mit den zusätzlichen Löchern im Zigarettenfilter zusammen, die den Rauch weniger herb machen, wodurch der Raucher automatisch tiefer inhaliert.

☞ Ein Rauchstopp in der Schwangerschaft schadet dem ungeborenen Kind

Diese Behauptung ist völlig absurd, denn Tabakrauch schadet dem werdenden Kind in vielerlei Hinsicht und kann nicht früh genug abgesetzt werden. Dabei hat das Nikotin allein für sich genommen schon eine sehr toxische Wirkung auf das zukünftige Kind. Seit 1957 gibt es mittlerweile tausende Studien über das Rauchen in der Schwangerschaft. Ein Rauchstopp hat verschiedenste positive Auswirkungen auf die Gesundheit und Entwicklung des Kindes. U. a. sinkt die Wahrscheinlichkeit für Früh- und Totgeburten sowie plötzlichen Kindstod erheblich. Außerdem verringert sich bei einem Rauchstopp die Gefahr, dass das Kind geistig und körperlich unterentwickelt ist und dass die Lungenfunktion beeinträchtigt ist. Die Durchblutung und damit die Sauerstoff- und Nährstoffversorgung des Embryos wird zudem durch das Nichtrauchen der Mutter signifikant verbessert

☞ Mit Vitaminpräparaten kann ich mich als Raucher vor Krankheiten schützen

Zunächst scheint die Idee sich als Raucher mit zusätzlichen Vitaminpräparaten zu versorgen nicht abwegig, da die Giftstoffe der Zigarette die Reserve an Mikronährstoffen im Körper verringern. Studien zeigen aber eine sehr kontraproduktive Wirkung in Bezug auf Vitamine.

Eine französische Studie[9] aus dem Jahr 2005 stellte dabei fest, dass die zusätzliche Einnahme von Beta-Carotin-haltigen Präparaten, die im Körper zu Vitamin A umgewandelt werden, bei Rauchern Lungenkrebs fördert. Durch die Einnahme mittlerer Mengen an Beta Carotin-haltigen Präparaten erhöhte sich dabei das Krebsrisiko um 43 %, während sich bei hohen Mengen das Krebsrisiko sogar verdoppelte.

Auch in Bezug auf Vitamin E zeigte eine amerikanische Studie[10] aus dem Jahre 2008, dass zusätzlich aufgenommene Vitamin-E Präparate Lungenkrebs fördern.

> Ich rauche eh schon so lange, da bringt es nichts mehr, aufzuhören!

Das ist völlig falsch, denn der Körper startet nach der letzten Zigarette sofort den Reinigungsprozess.

Schon nach 20 Minuten hat ein Rauchstopp zur Folge, dass sich der Blutdruck normalisiert. Generell werden Ihre Organe besser durchblutet und mit Nährstoffen versorgt. Insgesamt wird Ihre Infektanfälligkeit umgehend verringert und Ihr Immunsystem wird stärker.

Nach ca. 8 Stunden sinkt der Kohlenmonoxidspiegel signifikant und die Sauerstoffversorgung steigt stark an. Schon nach 24 Stunden nach dem Rauchstopp beginnt das Herzinfarktrisiko schrittweise zu sinken, innerhalb eines Jahres haben Sie nur noch zur Hälfte das Risiko einer koronaren Herzkrankheit.

Außerdem nehmen Husten und Auswurf innerhalb der nächsten Monate Schritt für Schritt ab, nachdem diese durch die Selbstreinigung der Lungen möglicherweise kurzfristig verstärkt waren. Ihre Arterien gewinnen in den nächsten Monaten zunehmend an Elastizität. Insgesamt können Sie innerhalb eines Jahres Ihre Gesundheit signifikant verbessern.

Halten Sie sich immer Folgendes vor Augen:

Als Nichtraucher verzichten Sie nicht auf ein schönes Leben mit Zigaretten, sondern als Raucher verzichten Sie auf ein freies und glückliches Leben ohne Zigaretten!

Der angebliche Genuss beim Rauchen ist in Wirklichkeit nichts anderes als die Befriedigung der Nikotinsucht, die Sie systematisch dazu bringt, sich selbst zu vergiften. Die Zigarette ist nichts anderes als ein radioaktiver, chemischer Giftstab!

Das Nikotin kann Ihnen dabei vorgaukeln, was es will, das Rauchen wird Ihnen langfristig nur schaden, als Nichtraucher hingegen haben Sie zahlreiche Vorteile, wie Sie gleich sehen werden!

Die Vorteile des Nichtrauchens im Kopf verankern

Ich möchte Ihnen in diesem Abschnitt jetzt zeigen, dass Ihr Leben als Nichtraucher in wirklich allen Belangen besser wird, und zwar egal wie lange Sie schon Raucher sind!

Diese Vorteile genießen Sie jeden Tag und je länger Sie die Finger von den Zigaretten lassen, umso mehr wird Ihnen bewusst werden, wie unsinnig das Rauchen eigentlich gewesen ist.

Nachfolgend habe ich Ihnen die verschiedensten Vorteile aufgeschrieben, die Sie sich am besten immer wieder vor Augen halten:

✓ Sie wachen gleich zu Beginn des Tages frischer und erholter auf, da Ihr Kreislauf und Ihre Sauerstoffversorgung besser sind.

✓ Ihr Energielevel wird den ganzen Tag über durch den vermehrten Sauerstoff und die gesteigerte Durchblutung höher sein.

✓ Sie riechen beim Aufwachen nicht mehr so als ob Sie in einem Aschenbecher geschlafen hätten.

✓ Sie haben in der Früh nicht mehr das Gefühl aus einem Aschenbecher gegessen zu haben.

✓ Sie haben am Morgen keine roten und brennenden Augen mehr aus denen Sie nur schwer hinaussehen.

✓ Die Lungen beginnen sich endlich zu reinigen, da Ihre Bronchien nicht mehr mit giftigem Tabakrauch verpestet werden.

- ✓ Sie werden bald kein Kopfweh mehr vom Rauchen haben, da die Kopfdurchblutung und die Sauerstoffversorgung ständig besser werden.

- ✓ Ihre Hände sind nicht immer wieder unangenehm kalt, weil die Durchblutung der Hände besser wird.

- ✓ Ihr Frühstück riecht und schmeckt Ihnen wieder richtig, als Raucher haben Sie Ihre Sinnesorgane zunehmend abgestumpft.

- ✓ Ihr Zahnfleisch und Ihre Zähne beginnen sich zu regenerieren, das Zahnfleischbluten und die Zerstörung der Zähne wird gestoppt.

- ✓ Ihr Zuhause ist keine Raucherhöhle mehr. Der giftige Rauch kann sich nicht mehr jeden Tag neu auf sämtlichen Oberflächen festsetzen.

- ✓ In Ihrer Wohnung hängt keine stinkende verrauchte Kleidung mehr, die giftigen kalten Rauch ausstößt.

- ✓ Ihr Auto ist keine fahrende Raucherkammer mehr. Es stinkt nicht ständig und Ihre Sitze sind nicht mehr voll mit giftigem, kaltem Rauch.

- ✓ Sie kommen am Arbeitsplatz oder beim Kunden nicht mehr als wandelnder Aschenbecher daher.

- ✓ Lange Besprechungen oder Treffen mit Kunden sind viel entspannter, da der Suchtdruck weg ist.

✓ Unter Zeitdruck haben Sie bei wichtigen Arbeiten ohne Zigarettenpausen mehr Spielraum.

✓ Sie kommen nicht mehr nach jeder Arbeitspause in einer Aschewolke an Ihren Arbeitsplatz zurück.

✓ In der Pause können Sie sich entspannen und einfach etwas Gutes essen, anstatt in der Raucherecke Ihre Nikotinsucht zu befriedigen.

✓ Als Nichtraucher können Sie viel konzentrierter und ruhiger arbeiten, da das Verlangen nach Nikotin nicht dauernd Ihre Gedanken ablenkt.

✓ Sie kommen nach einem anstrengenden Arbeitstag nicht mehr in eine stinkende, verrauchte Wohnung zurück, wo Sie sich dann wieder einnebeln.

✓ Sie können in jedes rauchfreie Lokal gehen und dort das Essen wieder genießen.

✓ Der Aufenthalt in rauchfreien Räumen wird wieder entspannt, auch wenn der Film trotz Überlänge keine Pause hat.

✓ Ein Spaziergang im Wald wird wieder zum Wohlfühl- und Sinneserlebnis, da Sie wieder richtig riechen können.

- ✓ Sie müssen auch nie mehr auf einer Party oder Veranstaltung vor die Tür in die Kälte, um dieses Gift in Ihre Lungen zu saugen.

- ✓ Sie gewinnen durch die gesundheitlichen Effekte des Nichtrauchens eine Menge krankheitsfreier Lebenszeit. Im Schnitt sind Raucher öfters krank als Nichtraucher.

- ✓ Sie gewinnen bei jeder eingesparten Zigarette ca. 3-4 Minuten Zeit ihres Alltags, die Sie für andere sinnvolle Dinge verwenden können.

- ✓ Wenn Sie 10 Zigaretten pro Tag einsparen, gewinnen Sie als Mann durchschnittlich 9.4 Jahre Lebenserwartung und als Frau 7.3 Jahre.

- ✓ Sie reisen wieder entspannt. Lange Busreisen werden nicht mehr zum zwanghaften Warten auf die nächste Raststätte, um für Nikotinnachschub zu sorgen.

- ✓ Auch bei längeren Zugfahrten oder Flügen können Sie sich entspannt zurücklehnen, wobei natürlich in der Coronakrise derzeit fliegen wegfällt.

- ✓ Sie können im Urlaub unbeschwert Sightseeing machen, ohne ständig mit Rauchverboten konfrontiert zu sein.

- ✓ Sie können am Meer die frische Brise genießen, ohne giftigen Tabakrauch einzuatmen.

- ✓ Sie kommen nicht sofort außer Atem, wenn Sie eine kleine Wanderung unternehmen wollen.

- ✓ Im Alltag verliert die Treppe ihren Schrecken, wenn z. B. wieder einmal der Lift der Wohnhausanlage ausgefallen ist.

- ✓ Pro Zigarettenpackung sparen Sie sich beispielsweise in Österreich 5 bzw. in Deutschland 6 Euro. Wenn Sie sich jeden Tag 5 Euro auf die Seite legen, bringen Sie im Jahr schon 1800 Euro auf die Seite. Sie können sich für spätere finanzielle Schieflagen etwas ansparen, vor allem jetzt in der Krise

- ✓ Sie können sich täglich kleine Belohnungen leisten, anstatt für Zigaretten das Geld zum Fenster hinaus zu rauchen.

- ✓ Sie haben von Anfang an gesundheitliche Vorteile durch Nichtrauchen. Schon nach 20 Minuten normalisiert sich Ihr Blutdruck und Ihr Kreislauf stabilisiert sich.

- ✓ Ihr Immunsystem wird umgehend besser, da die negative Auswirkung des Rauchens auf die weißen Blutkörperchen entfällt. Die Wahrscheinlichkeit von Lungenentzündungen verringert sich zudem mit einem Rauchstopp.

✓ Wie aktuelle Studien zum Coronavirus unter anderem aus China zeigen, erleiden Raucher viel eher einen schweren Verlauf der Infektionskrankheit. Wie gesagt, es ist jetzt absolut der richtige Zeitpunkt mit dem Rauchen aufzuhören!

✓ Alle Organe werden besser mit Sauerstoff versorgt, die Gefahr einer Krebserkrankung sinkt signifikant.

✓ Ihre körperliche Grundkondition verbessert sich durch die verbesserte Durchblutung und Sauerstoffversorgung.

✓ In 48 Stunden ist das Kohlenmonoxid fast komplett aus Ihrem Körper verschwunden und Sie bekommen wieder mehr Luft.

✓ Ihr Herzinfarktrisiko und Schlaganfallrisiko geht schon nach 24 Stunden zurück.

✓ Ihre Haut wird viel besser mit Sauerstoff und Nährstoffen versorgt und sieht gesünder aus.

✓ Ihre sexuelle Gesundheit verbessert sich drastisch, Unfruchtbarkeit und Potenzprobleme sind bei Rauchern viel verbreiteter.

✓ Sie gewinnen an Selbstbewusstsein, weil Sie Ihr Leben wieder im Griff haben und Ihre psychische Gesundheit verbessert sich insgesamt.

Ihr Umfeld informieren

Teilen Sie Ihrem Umfeld unbedingt mit, dass Sie Nichtraucher werden wollen, auch Ihren Berufskollegen. Einerseits können Sie sich dadurch Unterstützung für Ihr Vorhaben holen, andererseits geben Sie Ihrem Umfeld dadurch die Möglichkeit, sich darauf einzustellen. Indem Sie ihren Rauchstopp öffentlich machen, entsteht von außen ein positiver Druck, der Ihnen hilft, Ihr Vorhaben dann auch wirklich umzusetzen.

Richten Sie mit Ihren besten Freunden eine Rauchstopp-Hotline ein, auf der Ihre Helfer möglichst immer erreichbar sind, vor allem dann, wenn Sie mit starken Entzugserscheinungen zu kämpfen haben.

Bitten Sie Ihre Freunde in der nächsten Zeit, auf Sie Rücksicht zu nehmen und nicht vor Ihnen zu rauchen. Wie im vorigen Kapitel erwähnt, haben rauchende Vorbilder einen sehr starken Einfluss auf andere. Sagen Sie Ihren rauchenden Freunden, dass Sie keinesfalls in Raucherlokale gehen wollen und Partys mit Alkohol und Zigaretten auf jeden Fall bis auf Weiteres tabu sind.

Kontakte zu anderen Ex-Rauchern, mit denen Sie sich auch über den Rauchstopp austauschen können, sind zudem sehr positiv. Durch das Gemeinschaftsgefühl werden Sie in Ihrem Weg als Nichtraucher bestärkt. Das ist genau das Gegenmodell zu Ihrem bisherigen Leben als Raucher, in dem Sie durch eine Gruppe zum Rauchen motiviert wurden.

Die allerletzte Zigarette rauchen

Am 5. Tag Ihrer Vorbereitungsphase ist es dann soweit: Zum allerletzten Mal in Ihrem Leben werden Sie diese Giftstange namens Zigarette konsumieren und danach endlich frei sein.

Rauchen Sie Ihre allerletzte Zigarette möglichst am Abend vor dem Schlafengehen, damit Sie am nächsten Morgen schon zu einem guten Teil nikotinfrei sind. Schaffen Sie eine ruhige Umgebung zu Hause und konzentrieren Sie sich auf diesen entscheidenden Moment.

Machen Sie sich jetzt vollständig bewusst, was das Rauchen mit Ihrem Körper und Ihrer Psyche macht, schmecken und riechen Sie den Tabakrauch ganz bewusst die nächsten Minuten:

Zünden Sie sich den Glimmstängel an und ziehen Sie daran. Achten Sie darauf, wie der giftige Rauch über Ihren Mund, Ihren Rachen bis tief hinunter in die Lungen einströmt, sich ausbreitet und Ihnen die Atemwege reizt. Denken Sie daran, wie giftig dieser Rauch ist und was er Ihnen jedes Mal antut, wenn Sie ihn einatmen.

Spüren Sie den Rauch auf Ihrer Zunge und schmecken Sie ihn. Schmatzen Sie ein paar Mal richtig und nehmen Sie diesen ekelhaften Geschmack von giftiger und stinkender Asche war! Sie werden schnell merken, wie absurd die Behauptung ist, dass das Rauchen gut schmeckt!

Achten Sie auf die qualmende Zigarette und denken Sie daran, wie giftig der Tabakrauch ist, den Sie gerade einatmen. Denken Sie wieder an die ganzen radioaktiven und chemischen Stoffe, die sich in diesem Moment in der Luft verteilen. Denken Sie daran, dass das Nikotin gerade Ihre Blutgefäße verengt und Ihre Adern mit dem ganzen Gift voll sind. Mit jedem Zug an einer Zigarette verbreiten Sie dieses Gift im ganzen Körper, praktisch jede Zelle Ihres Körpers wird dadurch geschädigt!

Das Nikotin indessen dockt gerade an den Nikotinrezeptoren in Ihrem Kopf an und versucht Sie von Ihrer Selbstvergiftung abzulenken. Wieder spielt es sein manipulatives Spiel mit Dopamin und Endorphinen und gaukelt Ihnen Spaß und Glück vor. Ignorieren Sie diese Illusion und denken Sie jetzt an die ganzen Vorteile, die Sie nach dieser allerletzten Zigarette genießen werden!

Ziehen Sie nun den letzten giftigen Rest in den Körper hinein, bis nur mehr der Filter übrig ist und machen Sie sich ein für alle Mal bewusst, wie widerwärtig das Rauchen ist. Und dann drücken Sie zum letzten Mal dieses abscheuliche Zeug aus!

Gratulation! Sie haben endlich den Schlussstrich gezogen! Machen Sie das Fenster weit auf und atmen Sie tief durch. Sie haben Ihre 5-tägige Vorbereitungsphase abgeschlossen und Ihr neues Leben als Nichtraucher hat begonnen! Tragen Sie jetzt gleich das Ende Ihres Raucherlebens mit einem Smiley in den Kalender ein. In 24 Stunden können Sie dann den nächsten Smiley einzeichnen!

Am besten stellen Sie sich jetzt noch ausgiebig unter die Dusche und waschen sich die Asche von Ihrem Körper herunter. Entspannen Sie sich und freuen Sie sich auf Ihren ersten rauchfreien Tag! Jetzt können Sie gleich noch Ihr Zuhause rauchfrei machen.

Endgültig eine rauchfreie Umgebung herstellen

Machen Sie in Ihrem neuen Nichtraucherleben gleich folgendes:

Sammeln Sie zu Hause alle Zigarettenbestände ein, auch eventuelle Restbestände im Auto, und schmeißen Sie diese in den nächsten Mistkübel vor dem Haus. Auch alle Rauchutensilien wie Aschenbecher und Feuerzeuge müssen weg. Das ist besonders wichtig, weil diese Gegenstände eng mit Ihrem Suchtgedächtnis verknüpft sind und Sie wieder auf die schiefe Bahn bringen können!

Waschen Sie dann in den nächsten Tagen bei Gelegenheit alle Vorhänge, Polster und Decken. Wischen Sie in Ihrer Wohnung möglichst alles ab, auch alle Böden. Dadurch verringern Sie den vorher erwähnten kalten Rauch, der sich auf den Oberflächen gesammelt hat. Auch auf Ihrer Kleidung hat sich dieser gesammelt und verbreitet sich langsam in Ihrem Zuhause. Lüften Sie regelmäßig, um die giftigen Rauchteilchen nach und nach loszuwerden.

Im nächsten Kapitel wird es jetzt um die Strategien gehen, die Sie vom ersten Tag an als Nichtraucher etablieren können.

Wie Sie als Nichtraucher Ihre Nikotinfreiheit dauerhaft etablieren

Die nachfolgenden Strategien haben mich bis heute zum erfolgreichen Nichtraucher gemacht. Setzen Sie diese bitte konsequent Schritt für Schritt um. Das Wichtigste ist jetzt, dass Sie mit positiven Gedanken an die Sache herangehen und sich insgesamt so gut es geht entspannen.

Erfolgreich zum dauerhaften Nichtraucher in 24 - Stunden - Schritten

Zu meinen »besten Zeiten« als Raucher konnte ich mir einen Tag ohne Tabakrauch nicht vorstellen. Mein Leben lag im wahrsten Sinne des Wortes im Nebel.

Heute sieht das Ganze komplett anders aus. Ich kann mir heute nicht einmal vorstellen auch nur einmal an einer Zigarette zu ziehen, so widert mich das Rauchen an. In meinem Kopf ist kein Platz mehr dafür und ich habe jede Sekunde etwas Besseres zu tun als mich mit Zigaretten zu vergiften

Um aber langfristig dorthin zu kommen müssen Sie zunächst in kleinen Schritten vorangehen. Der Schlüssel zum

Erfolg ist dabei das Denken in 24 Stunden-Schritten. Konzentrieren Sie sich zunächst einmal auf den ersten Tag als Nichtraucher. Nehmen Sie Ihren Plan her, den Sie in der Vorbereitungsphase erstellt haben, und setzen Sie diesen Schritt für Schritt um. Sobald Sie das geschafft haben, können Sie sich stolz selbst auf die Schulter klopfen und darauf jeden weiteren Tag aufbauen. Wiederholen Sie diesen Erfolg immer und immer wieder, bis es völlig normal geworden ist, am Morgen aufzustehen und den ganzen Tag nicht zu rauchen. Sagen Sie sich innerlich jedes Mal, wenn Sie wach werden:

HEUTE BIN ICH NICHTRAUCHER UND MORGEN GENAUSO!

Diese 24 Stunden-Routine hilft Ihnen vor allem dann, wenn Sie in den ersten Wochen einen psychischen Durchhänger haben. Machen Sie sich bewusst, dass Sie jeweils in ein paar Stunden einen weiteren Erfolg einfahren können und ziehen Sie Ihr 24-Stunden-Programm konsequent durch. Mit jedem Tag speichern Sie neue Nichtrauchererfahrungen in Ihrem Gehirn ab und nach ein paar Wochen werden diese in Ihrem Langzeitgedächtnis fest verankert sein.

Brenzlige Orte und Situationen von vornherein meiden

Vor allem am Anfang können Sie sich viel Stress ersparen, wenn Sie gewissen Orten und Situationen vorausschauend aus dem Weg gehen. Ich habe Ihnen nachfolgend die wichtigsten aufgeschrieben.

Derzeit fallen in der Coronakrise die ersten beiden Punkte zwangsläufig weg, je nachdem wie stark die Lockerungen in Ihrem Wohnort sind. Aber nach der Krise ist es für Sie besonders wichtig, allen nachfolgenden Situationen auf Dauer systematisch aus dem Weg zu gehen.

• Besuch von Rauchercafés und Raucherlokalen

Hier werden Sie doppelt gestresst, einerseits durch rauchende Vorbilder und andererseits durch das Einatmen von Passivrauch. Suchen Sie vor allem in den ersten Monaten keine derartigen Lokalitäten auf.

Es ist hier sehr positiv, dass in Österreich ab 1. November 2019 ein allgemeines Rauchverbot in Lokalen gilt. Man kann nur hoffen, dass auch in anderen Ländern der EU und weltweit entsprechende Regelungen durchgesetzt werden. Das hilft Ihnen sehr, um nicht wieder Sklave des Nikotins zu werden.

• Partys ohne Raucherregelung

Gerade Hauspartys ohne Raucheinschränkung sind besonders ungünstig. Sie haben hier dasselbe Szenario wie bei Raucherlokalen, wobei meistens noch viel mehr Alkohol fließt. Wenn Sie später dann in der Zukunft planen eine Party zu veranstalten, empfehle ich Ihnen auf jeden Fall die strikte Regel, dass Raucher nur draußen rauchen dürfen.

• Raucherecke am Arbeitsplatz

Wie vorhin schon erwähnt ist die Raucherecke der denkbar schlechteste Ort, wenn man mit dem Rauchen aufhören möchte. Holen Sie sich lieber in der Pause etwas Leckeres zu essen und setzen Sie sich in Bewegung. Oder gehen Sie in den Nichtraucherbereich Ihrer Firma. Dort können Sie sich genauso gut mit Nichtrauchern unterhalten.

• Aufenthalt in Tabaktrafiken

Ihr Suchtgedächtnis wird auch gerade dort aktiviert werden. Jeder Raucher hat zigfach die Erinnerung, Zigaretten in der Trafik gekauft zu haben. Außerdem wird durch die besondere Werbegestaltung der Trafiken der Suchtdruck besonders aufgebaut: Sie sehen einerseits sämtliche Zigarettenmarken wie auf dem Präsentierteller vor sich, andererseits hängen Werbeplakate vor Ihnen und überall stehen Feuerzeuge und Aschenbecher herum. Außerdem machen Promotoren teilweise direkt vor Ort Werbung für Zigaretten. Kaufen Sie sich deshalb Ihre Zeitungen oder

Aufladebons fürs Handy am besten im Supermarkt oder im Handyshop.

Neue Gewohnheiten als Nichtraucher einführen und alte Rauchgewohnheiten ablegen

Bringen Sie ab dem ersten Tag als Nichtraucher Ihren Körper in Bewegung, statt mit einer Zigarette herumzusitzen. Bewegung ist einerseits optimal, um Stress abzubauen, da der Körper Glückshormone, ausstößt, andererseits kommt Ihr Kreislauf in Schwung und Sie können vermehrt Sauerstoff tanken. Gerade die Sauerstoffaufnahme hat durch das Rauchen die ganze Zeit gelitten. Ausgedehnte Spaziergänge sind auf jeden Fall sehr hilfreich.

Ersetzen Sie vor allem morgens die erste Zigarette nach dem Aufwachen durch einen Spaziergang an der frischen Luft! Füllen Sie Ihre strapazierten Lungen gleich zu Beginn des Tages mit jeder Menge Sauerstoff, Ihr Herz und Ihr Kreislauf werden es Ihnen danken! Sie können sich auch etwas Frisches beim Bäcker holen, dann haben Sie gleich ein paar Schritte gemacht.

Setzen Sie sich auch in den Arbeitspausen in Bewegung, schon ein kurzes Auf-und-ab-Gehen der Treppen bringt den Kreislauf in Schwung. Gehen Sie auch am Abend nach der Arbeit möglichst noch spazieren und lassen Sie dabei in Ruhe den Tag Revue passieren.

Optimal wäre es natürlich, wenn Sie ein Hobby finden, bei dem Sie sich viel bewegen können. Vielleicht sind Sie früher einem Hobby nachgegangen, das Sie dann aber aufgrund des Rauchens aufgegeben haben, beispielsweise Schwimmen oder Tischtennis. Sie können auch ein bis zwei Mal die Woche joggen gehen, wobei Ich Ihnen aber unbedingt rate, sich vorher gründlich ärztlich untersuchen zu lassen bzw. sich fortlaufend beraten zu lassen.

Nährstoffreiche Kost statt Tabakrauch

Besonders wichtig beim Umstieg vom Raucher zum Nichtraucher ist die Ernährung. Versorgen Sie sich jetzt mit vielen Vitaminen und Nährstoffen, dadurch können Sie Ihren Körper massiv bei der Regeneration unterstützen.

Falls Sie ein leidenschaftlicher Kaffeetrinker sind und dazu immer eine Zigarette geraucht haben, trinken Sie zuerst den Kaffee und ersetzen Sie die Zigarette durch einen Zahnpflegekaugummi mit Xylit.

Wenn Sie sowieso nicht so begeistert von Kaffee sind, können Sie ihn gleich durch eine Tasse mit Ihrem Lieblingstee ersetzen. Nach dem Essen bietet sich ebenfalls ein Tee an.

Ich habe Ihnen hier eine Liste mit Lebensmitteln zusammengestellt, die systematisch Ihr körperliches und damit auch Ihr psychisches Wohlbefinden fördern. Bitte achten Sie auf eventuell bei Ihnen bekannte Allergien und lassen Sie das jeweilige Lebensmittel im Zweifelsfall weg. Im Allgemeinen sollte aber alles sehr gut verträglich sein.

• rote Zwiebeln

Enthalten Sulfide und den Pflanzenfarbstoff Quercetin. Quercetin ist nachweislich krebshemmend und wirkt stark gegen Entzündungen. Von allen Gemüsesorten haben Zwiebeln die höchste Konzentration des Flavonoids Quercetin, wobei es besonders in der äußeren Schale zu finden ist.

• Kohlgemüse

Roter Kohl hat durch seine Senföle und Pflanzenfarbstoffe einen sehr positiven Einfluss auf die Gesundheit. Diese Inhaltsstoffe öffnen die Blutgefäße, wirken entzündungshemmend und kurbeln das Immunsystem an.

• Meerrettich (Kren)

Hat sehr viele Vitamine und Mineralstoffe. Enthält wie roter Kohl verschiedene Senföle und wirkt sich ebenfalls sehr positiv auf das Herz - Kreislaufsystem und das Immunsystem aus.

• Kokosnuss und Kokoswasser

Das Fleisch der Kokosnuss enthält viele Mineralien und Antioxidantien. Essen Sie allerdings nicht zu viel vom Fleisch der Kokosnuss, da diese sehr kalorienhaltig ist. Die enthaltene Laurinsäure ist wiederum antimikrobiell, wirkt entzündungshemmend und reinigt den Körper. Das Kokoswasser hat außerdem viel Kalium für einen stabilen Blutdruck und ist eine kalorienarme Alternative zum Fruchtfleisch.

• Karotten

Dieses Gemüse enthält bekanntermaßen viel Vitamin A für die Haut und für die Schleimhäute und auch viele Ballaststoffe. Diese helfen Ihnen Cholesterin auszuscheiden und die Blutfette zu senken.

• Naturtrüber Apfelsaft

Besonders naturtrüber Apfelsaft enthält viele Mineralien, Vitamine und andere gesundheitsfördernde Stoffe wie Polyphenole. Diese Pflanzenstoffe beugen Herzerkrankungen und Darmkrebs vor. Außerdem enthält Apfelsaft sogenannte Pektine, die die Lungenfunkton unterstützen.

• Sanddornsaft

Sanddorn enthält wie die rote Zwiebel viel vom hochwirksamen Pflanzenstoff Quercetin, Vitamin C und A für ein starkes Immunsystem. Da Sanddorn sehr herb schmeckt, empfehle ich Ihnen diesen zusammen mit einem süßen Obstsaft z. B. Apfelsaft zu trinken.

• Mineralwasser mit Hydrogencarbonat

Viel Mineralwasser trinken unterstützt den Kreislauf und verdünnt das Blut. Hydrogencarbonat, auch Natron genannt, wirkt entzündungshemmend und immunberuhigend.

• Kartoffeln

enthalten viel Vitamin C, sind sehr gut für die Bronchien, schützen den Darm und fördern die Verdauung. Kartoffeln liefern gut verwertbare Kohlenhydrate, ohne dass Sie davon dick werden.

• Bananen

enthalten Antioxidantien wie Catechine. Sie haben sehr viel Kalium, regulieren damit den Blutdruck und schützen das Herz. Bananen sind außerdem hervorragende Kohlenhydratlieferanten und machen Sie dauerhaft satt.

• Grünkohl

Liefert viele Mineralien, vor allem Calcium, und Vitamine, wie Vitamin C oder K. Er enthält sehr viel Antioxidantien und Mineralstoffe. Grünkohl verbessert die Fließeigenschaften des Blutes und ist entzündungshemmend.

- **Lachs**

Essen Sie möglichst Wildlachs. Er enthält Omega 3 Fettsäuren, Vitamin D und E sowie essenzielle Aminosäuren.
Lachs ist sehr entzündungshemmend und liefert sehr gutes Eiweiß. Lachs ist vor allem für die Lunge sehr gesund-
heitsfördernd.

- **Leinöl**

Leinöl ist ein hervorragender Omega 3 Fettsäurelieferant,
der sogar weitaus mehr Omega 3 Fettsäuren als Fisch liefert. Leinöl fördert einen gesunden Cholesterinhaushalt
und senkt den Blutdruck. Zudem wirken die Polyphenole
antioxidativ und die Pflanzenverbindungen namens Lig-
nane im Leinöl wirken krebshemmend.

- **Eier (vor allem das Eigelb)**

Eier beinhalten sehr viele essenzielle Nährstoffe z. b. Vitamin D oder Vitamin A. Sie beinhalten optimal verwertbare Eiweiße und fördern das gute Cholesterin.

- **Weizengras**

Weizengras ist die Ausgangsform der Weizenpflanze, bevor sie die Ähren ausbildet. Die grünen Weizenhalme enthalten zahlreiche Vitamine und Mineralstoffe. Weizengras enthält dabei besonders viel Folsäure für das Immunsystem und Vitamin A. Das enthaltene Chlorophyll fördert
den Sauerstofftransport im Körper. Zudem wirkt sich Weizengras positiv bei Allergien aus.

Zusätzlich kann ich Ihnen bei Erkältungen oder Husten Efeuprodukte für die Bronchien empfehlen, gerade als ehemaliger Raucher haben Sie grundsätzlich angeschlagene Bronchien. Efeu wirkt sich sehr positiv auf Ihre strapazierten Schleimhäute aus und öffnet Ihre Lungenbläschen. Auch Heilsalztabletten sind sehr beruhigend für die Schleimhäute. Sie enthalten diese Produkte in jeder Apotheke.

Die Hilfsmittel gegen psychische Such-tattacken

Die vorhergenannten psychischen Suchtattacken, die sogenannten Cravings, sind die herausforderndsten Momente während des Entzugs. Dabei kreisen Ihre Gedanken nur noch um Zigaretten. Allerdings dauern diese Cravings im Schnitt nur 2 Minuten. Mit den richtigen Gegenmitteln, die ich Ihnen gleich zeigen werde, können Sie diese konsequent abwehren. Prinzipiell sind Atemübungen und Bewegungsübungen am effektivsten. Es gibt aber auch noch andere Mittel, die Sie erfolgreich anwenden können.

Das wichtigste bei einer Suchtattacke ist nicht in einen Panikmodus zu verfallen. Versuchen Sie nicht verbissen die Suchtgedanken zu unterdrücken, dadurch steigern Sie nur den Stress!

Es geht darum die Gedanken völlig weg vom Rauchen zu lenken und sich auf eine andere Handlung zu konzentrieren und damit insgesamt zu entspannen. Folgende Hilfsmittel kann ich Ihnen dabei empfehlen, um diese Situationen erfolgreich hinter sich zu bringen:

Atemübungen

Ich kann Ihnen zwei einfache, aber sehr effektive Übungen empfehlen. Diese helfen Ihnen, wieder Ruhe und Ausgeglichenheit zu erreichen.

Übung 1:

Diese Übung bietet sich besonders unterwegs an. Stellen Sie sich aufrecht hin und atmen sie 20 Mal langsam tief ein und aus. Atmen Sie dabei durch die Nase. Konzentrieren Sie sich darauf, wie Ihre Lungen und Ihr Bauch tief mit Sauerstoff gefüllt werden. Stellen Sie sich vor, Sie atmen die Gedanken ans Rauchen systematisch aus Ihrem Körper hinaus. Wenn Sie zuhause sind, machen Sie diese Übung am besten vor dem geöffneten Fenster.

Übung 2:

Legen Sie sich, wenn Sie zuhause sind, auf eine Matte am Boden und atmen Sie 20 Mal tief ein und aus. Lassen Sie Ihren Körper entspannt nach unten sinken. Stellen Sie sich vor, Ihr Körper wird wie mit einem Gummiband auseinandergezogen. Achten sie wieder genau darauf, wie Ihre Lungen mit Sauerstoff gefüllt werden und stellen Sie sich vor, wie Sie die Gedanken ans Rauchen ausatmen.

Bewegung bei Suchtattacken

Wie gesagt spielt Bewegung generell im Entzug eine her-
ausragende Rolle. Speziell, wenn Sie in der Arbeit im Büro
sitzen und von einer Suchtattacke heimgesucht werden,
machen Sie nach Möglichkeit eine Pause und gehen Sie an
die frische Luft. Machen Sie dort die Atemübung 1 und
entspannen Sie sich. Wenn Sie in so einer Situation gerade zu Hause sind, gehen Sie möglichst hinaus, sofern es
die Witterung zulässt. Wenn nicht, können Sie wieder auf
die Atemübungen zurückgreifen.

Freunde – Hotline

Es hilft Ihnen sehr weiter, wenn Sie ständig im Kontakt mit
Freunden aus Ihrem Umfeld sind. Gerade jetzt in der
Coronakrise sind Freunde doppelt wertvoll. Wichtig ist
natürlich, dass dieser Freund oder diese Freundin sehr
verlässlich und möglichst immer erreichbar ist. Schildern
Sie Ihrem Gesprächspartner Ihre momentane Situation,
damit er möglichst gut auf Sie eingehen kann. Allein schon
durch die Unterhaltung vergeht die Zeit und die Suchtattacke ist bald wieder vorüber.

Tätigkeiten, bei denen Sie nicht rauchen können.

Solche Tätigkeiten sind zwar nicht überall durchführbar,
aber prinzipiell sind sie besonders effektiv:

- ein paar Minuten unter die Dusche stellen

- eine Runde mit dem Rad drehen

- locker Joggen gehen, sofern Sie die ärztliche Erlaubnis dazu haben

- Nordic Walking

- Jonglieren

- Zähneputzen

- Altpapier zerreißen

- Eine Karotte essen

- Zahnstocher kauen

- Ein Glas Wasser trinken

- Zahnpflegekaugummi mit Xylit kauen

Versuchen Sie im Alltag prinzipiell ruhig und tief zu atmen und Ihre Nerven zu schonen. Versuchen Sie sich vermehrt zu entspannen, umso höher werden Ihre Chancen sein, um endgültig von den Zigaretten loszukommen.

Jedes Mal, wenn Sie nein zur Zigarette sagen, vertiefen Sie Ihr Nichtrauchergedächtnis und trainieren Ihre Nichtraucherroutinen. Sollte Sie eine Suchtattacke heimsuchen, haben Sie jetzt die nötigen Gegenmittel zur Hand.

Halten Sie Ihr Nichtraucherleben schriftlich fest

Erstellen Sie ab dem ersten Nichtrauchertag ein kurzes Nichtraucherprotokoll, indem Sie die Erfahrungen des vergangenen Tages festhalten. Schreiben Sie darin in groben Zügen die wichtigsten Stationen des Tages auf. Beschreiben Sie, wann Sie sich gut gefühlt haben und wo es zu Problemen oder eventuell zu einer starken Suchtattacke gekommen ist. Halten Sie auch fest, welche Strategien bei Ihnen am besten funktioniert haben.

Überlegen Sie sich, was Sie in Zukunft verbessern können. Z. B. könnten Sie am nächsten Tag noch früher aufstehen, um am Morgen ein bisschen mehr Zeit für Ihr Frühstück zu gewinnen. Damit haben Sie dann gleich weniger Stress auf dem Weg zur Arbeit.

Am Abend können Sie den Tag noch einmal Revue passieren lassen, in dem Sie Ihre Nichtrauchererfahrungen aufschreiben. Dies ist einerseits eine Bestätigung für Ihren Tageserfolg und ist andererseits vergleichbar mit dem Logbuch eines Kapitäns, mit dem Sie sich immer wieder orientieren können.

Die Erfolge, die Sie dadurch jeden Tag festhalten, geben Ihnen Selbstvertrauen und machen Sie stolz. Dadurch fällt es Ihnen leichter sich jedes Mal aufs Neue zu motivieren, auch wenn Sie einmal psychisch unten sind.

Es ist auch sehr hilfreich immer wieder in den Aufzeichnungen zurückzublättern und zu sehen wie sich das Ganze über Tage und Wochen hin entwickelt hat. Das hilft Ihnen sehr, um dauerhaft auf dem Nichtraucherweg zu bleiben.

Richten Sie sich ein Nichtraucherkonto ein

Es wird einiges Geld zusammenkommen, sobald Sie nicht mehr zur Zigarette greifen. Mittlerweile kostet eine Packung Zigaretten in Österreich im Schnitt ca. 5 Euro und in Deutschland über 6 Euro. Für zwei Schachteln am Tag zahlen Sie vergleichsweise schon genauso viel wie für einen Kinobesuch und das jeden Tag im Monat.

Dieses Geld können Sie entweder auf die Seite legen oder auf jeden Fall besser investieren als in Zigaretten. Zahlen Sie am besten das Geld, das sich bis jetzt in Tabakrauch aufgelöst hat, auf ein eigenes Nichtraucherkonto ein. Richten Sie sich dazu einen monatlichen Dauerauftrag auf diesem Konto ein. Im Schnitt können sie z. B. pro Tag 5 Euro weglegen. Dann bleiben Ihnen, wie schon im vorherigen Kapitel zu den Vorteilen des Nichtrauchens vermerkt, über 150 Euro im Monat und im Jahr schon 1800 Euro! In der jetzigen Krise ist jeder Euro doppelt wertvoll.

Leisten Sie sich mit diesem Geld ab und zu kleine Belohnungen und seien Sie stolz darauf, die richtige Entscheidung für Ihr Leben getroffen zu haben.

Eine Suchtverlagerung verhindern

Manche neuen Ex-Raucher versuchen den »fehlenden« Nikotinkick mit einer anderen Sucht zu kompensieren. In Ihrem Hinterkopf spukt dann immer noch die Vorstellung herum, dass sie etwas brauchen, um Probleme zu meistern oder um Spaß zu haben. Man spricht bei so einer Situation von einer Sucht - oder Abhängigkeitsverlagerung, die Raucher vom Regen in die Traufe bringt.

Bei einer Suchtverlagerung üben Sie Tätigkeiten, die Sie bisher im normalen Umfang gemacht haben, plötzlich exzessiv aus. Sie können beispielsweise zum Workaholic werden, einen Putzfimmel bekommen, eine Esssucht entwickeln oder verstärkt zu Alkohol greifen. Als Raucher müssen Sie in Bezug auf Alkohol- und Essen besonders aufpassen, da diese Dinge bisher sehr stark mit Ihrem Rauchverhalten gekoppelt waren.

Alkoholsucht

Alkohol und Zigaretten passen auf eine schlechte Art und Weise sehr gut zueinander. Beide Drogen wirken auf den gleichen Nervenzellen und verstärken sich gegenseitig. Außerdem sorgt das Nikotin dafür, dass Sie vom

Alkoholkonsum weniger müde werden und dadurch Raucher unbewusst auch zu mehr Alkohol greifen.

Sie haben sicher auch schon die Erfahrung gemacht, dass Sie beim Konsum von Alkohol automatisch mehr geraucht haben und dass Ihnen die Zigaretten mit Alkohol besser »geschmeckt« haben. Wenn Sie in Zukunft die Zigaretten weglassen, bekommen Sie unter Umständen das Gefühl, dass Ihnen etwas »fehlt« und Sie trinken plötzlich mehr Alkohol. Diese Verhaltensweise ist eng mit Ihrem Unterbewusstsein und Ihrem Suchtgedächtnis verbunden.

Vor allem am Anfang Ihres Nichtraucherlebens müssen Sie daher aufpassen, dass Sie nicht vermehrt zu alkoholischen Getränken greifen. Am besten trinken Sie anfangs möglichst wenig bis keinen Alkohol und reduzieren dann auch langfristig Ihren Alkoholkonsum. Es macht in Zukunft keinen Sinn Ihre Rauchfreiheit mit vermehrtem Alkohol zu feiern.

Ersetzen Sie nach einem Bier die Zigaretten mit Zahnpflegekaugummis, Sie schaffen damit einen sinnvollen Ersatz für die Zigarette.

Esssucht, vor allem Süßigkeiten

Viele Nichtraucher neigen am Anfang zu vermehrtem Konsum von v.a. zuckerhaltigen Speisen. Manche vertilgen dabei mehrere Packungen Gummibärchen hintereinander. Das lässt sich dadurch erklären, dass es zwischen dem Essen und dem Zigarettenrauchen ein paar auffällige Parallelen gibt, besonders was Süßigkeiten angeht:

- Bei den Süßigkeiten wie auch bei den Zigaretten macht man eine Packung auf und steckt sich den Inhalt direkt mit der Hand in den Mund.

- Der Zucker wirkt ähnlich schnell wie das Nikotin.

- Bei beiden stillt man einen »Hunger«, wobei das Sättigungsgefühl nicht lange anhält.

- Beides ist prinzipiell überall sehr schnell verfügbar.

Einige Ex-Raucher berichten, dass sie nach dem Rauchstopp zunehmen bzw. Gefahr laufen zuzunehmen. Essen Sie daher, wie vorher angesprochen, in Zukunft eher kleinere Mahlzeiten und mehr Gemüse und Obst. Obwohl Sie nicht komplett auf Zucker verzichten müssen, sollten Sie keinesfalls große Mengen von Zucker auf einmal essen.

Prinzipiell gibt es aber gegen das Zunehmen eine einfache Lösung: Setzen Sie sich vermehrt in Bewegung, dann steigt Ihr Kalorienverbrauch. Betrachten Sie Treppen als Fitnessgeräte. Lassen Sie Ihr Auto vermehrt stehen und erledigen sie beispielsweise Einkäufe möglichst zu Fuß.

Bleiben Sie in schwierigen Situationen erst recht rauchfrei

Wir befinden uns derzeit in einer besonderen Krise, die viele unserer Lebensbereiche betrifft. Obwohl wir das beste hoffen, kann es für uns zu verschiedenen existenziellen Krisen kommen, die mit einem hohen Stressfaktor verbunden sind. Zu diesen Krisen gehören:

- Arbeitsplatzverlust

- Scheidung

- Tod / Unfall eines nahen Angehörigen

- Diagnose einer schweren Krankheit

- Naturkatastrophen

Bei allen diesen Vorfällen tritt eine Schocksituation ein, die Sie sehr nahe an die Schwelle eines Rückfalls bringen kann. Es entsteht eine regelrechte Stressflut, die blitzartig Ihr Suchtgedächtnis aktivieren kann. In diesem sind die Kategorien Stressbewältigung und rauchen zusammen abgespeichert und dadurch werden solche Situationen besonders herausfordernd. Die Zigarette wird wieder einmal als falscher Helfer auftreten, aber halten Sie sich stets Folgendes vor Augen:

Das Rauchen einer Zigarette wird Ihnen keineswegs helfen, Ihre Probleme zu lösen, Sie schaffen nur neue damit!

Um bei einer Suchtattacke einen Rückfall zu verhindern, greifen Sie am besten auf Atemübungen und Bewegung an der frischen Luft zurück. Natürlich ist emotionaler Beistand, sowohl von der Familie, Freunden und auch von Psychologen in diesen Situationen besonders wichtig. Rufen Sie so oft es geht bei Freunden auf Ihrer Hotline an.

Versuchen Sie, so schnell wie möglich wieder Tritt zu fassen, und stellen Sie einen Krisenplan auf. Lassen Sie sich nicht hängen und lenken Sie Ihre Gedanken auf positive Erinnerungen und Gedanken, um sich psychisch zu entlasten. Setzen Sie der aktuellen Krise trotz allem den erfolgreichen Weg als Nichtraucher entgegen und spulen Sie Ihre Nichtraucherroutinen systematisch wie gewohnt herunter.

Sobald Sie diesen Ausnahmezustand überstanden haben, werden Sie mit doppelt gestärktem Selbstbewusstsein aus der Krise hervorgehen und alltägliche Situationen noch selbstverständlicher überwinden.

Finger weg von allen Nikotinprodukten

Das Image des Rauchens ist vor allem in der westlichen Welt zunehmend in der Defensive. Dafür werden immer mehr sogenannte Rauchalternativen bzw. Nikotinersatzprodukte angepriesen, die den Konsumenten als harmlose Alternative zum Rauchen verkauft werden. Besonders die E-Zigarette steht dabei derzeit im Fokus.

Wahrscheinlich haben Sie auch schon mit dem Gedanken gespielt, auf diese Alternativen umzusteigen. Es kling verlockend einfach auf ein anderes »Genussmittel« umzusteigen, dass angeblich eine gesunde Alternative ist.

Grundsätzlich besteht aber dabei folgendes Problem: Jedes Nikotinprodukt bringt Sie zurück in den Nikotinkreislauf und in Gefahr, dass Sie früher oder später wieder zum Rauchen zurückkehren werden! Schauen wir uns dazu die gängigsten Nikotinprodukte genauer an:

E- Zigaretten: Dampfen mit Nikotin

Die E- Zigarette wird immer wieder als gesündere Alternative zum Zigarettenrauchen angepriesen, da kein Tabak eingeatmet wird und statt Rauch Dampf aus der E-Zigarette herausströmt. Wie schädlich E-Zigaretten genau sind, lässt sich aufgrund fehlender Langzeitstudien noch nicht exakt feststellen, jedoch ist die E-Zigarette keineswegs harmlos. Im Oktober 2019 wurden Fälle von Lungenerkrankungen in Amerika publik, die im Zusammenhang mit dem Rauchen von E-Zigaretten genannt wurden[1112]. In den USA starben dabei dutzende Menschen und zahlreiche andere wurden vergiftet. Mittlerweile ist bekannt, dass auch in E-Zigaretten krebserregende Stoffe wie Benzol oder Formaldehyd enthalten sein können.[13]

San Francisco hat mittlerweile die Herstellung und den Verkauf von E-Zigaretten verboten.

Trotzdem erfreut sich die E-Zigarette weltweit wachsender Beliebtheit, vor allem die sogenannte Juul ist bei Jugendlichen beliebt. Diese erinnert aufgrund ihrer Form stark an einen USB-Stick und enthält in den USA besonders viel Nikotin.

In der EU mussten die Hersteller den Nikotingehalt stark senken, um eine Zulassung zu bekommen. Durch verschiedene Zusatzstoffe erscheint diese E- Zigarette als besonders mild und ist daher für Einsteiger besonders verlockend.

Zusätzlich kann die E-Zigarette bei Jugendlichen möglicherweise als Einstiegsdroge für einen späteren Tabakkonsum dienen, wie auch die Deutsche Gesellschaft für Pneumologie (DGP) in einem Positionspapier [14] 2015 warnte.

Shisharauchen - die angeblich gesündere Rauchalternative

Das Shisha- oder Wasserpfeifenrauchen wird von vielen für das gesündere Rauchen gehalten. Das Hauptargument für diese These ist, dass in der Wasserpfeife die Giftstoffe des Rauchs durch das Wasser herausgefiltert werden. Diese Behauptung ist aber völlig absurd. Das Wasser in der Shisha filtert keineswegs die Giftstoffe heraus, sondern kühlt nur den Rauch, wodurch der Konsument das ganze Gift noch tiefer in die Lungen ziehen kann.

Der Tabak in der Wasserpfeife verbrennt dabei nicht, sondern er verschwelt bei niedrigen Temperaturen, wodurch ganz eigene Giftstoffe entstehen wie z. B. Acetaldehyd, Acrolein oder Benzol.

Erschwerend kommt hinzu, dass bei der Wasserpfeife filterlos geraucht wird, bei der Zigarette geht wenigstens ein kleiner Teil der Giftstoffe in den Filter.

Auch beim Shisharauchen entsteht Teer und zwar durch das Verschwelen der Kohle. Dabei entsteht zusätzlich eine große Menge Kohlenmonoxid, das sich in der unmittelbaren Umgebung ausbreitet. In der Folge wird die Sauerstoffaufnahme erschwert, was vor allem langfristig sehr problematisch werden kann. Wie man verschiedenen Medienberichten entnehmen kann, kommt es immer wieder zu Vergiftungserscheinungen und Noteinsätzen in Shishabars[1516].

Viele Shisharaucher verharmlosen die Wasserpfeife mit dem Hinweis, dass sie ja eh nur einmal im Monat rauchen. Allerdings aktiviert das Shisharauchen sofort wieder das Suchtgedächtnis und bringt Sie erneut in den

Nikotinkreislauf hinein. Überhaupt ist die Shisha oft gerade für junge Menschen der Einstieg ins Zigarettenrauchen.

Hanf (Cannabis) rauchen

Hanf erlebt derzeit international einen regelrechten Boom. Das Rauchen von Hanf, auch Cannabis genannt, wurde in den letzten Jahren in immer mehr Staaten weltweit legalisiert. Die Hauptwirkstoffe der Hanfpflanze sind das THC und das CBD. Während das Konsumieren von THC immer noch in den meisten Staaten illegal oder stark reglementiert ist, wird das nicht psychoaktive CBD- Öl mittlerweile immer öfters in eigenen Shops angeboten.

Oft wird das Rauchen von Cannabis als harmlose Alternative zum Zigarettenrauchen bezeichnet, quasi als »Medizin«. Dagegen spricht aber einiges.

Auf der einen Seite wird dem Cannabis-Joint Tabak beigegeben, womit wir sofort wieder beim Nikotin gelandet sind. Hier wird genauso wie beim Shisharauchen die Nikotinsucht wieder reaktiviert.

Zudem zeigen Studien[17], dass regelmäßiges Cannabisrauchen einerseits die Gefahr einer Hodenkrebserkrankung signifikant erhöht, sowie Lungenkrebs[18] wahrscheinlicher macht. Das Rauchen eines Joints wirkt dabei genauso verheerend wie 20 Zigaretten.

Nikotinersatzmittel

Seit einigen Jahren gibt es verschiedene Anbieter von Nikotinersatzmitteln, die Raucher durch niedrig dosierte Gaben von Nikotin Schritt für Schritt entwöhnen wollen.

Die Idee hinter dieser Methode ist, dass zwar dem Ex-Raucher weiterhin Nikotin verabreicht wird, aber in sehr niedrigen Dosen und im Vergleich zur Zigarette sehr stark zeitverzögert. Die Menge des Nikotins wird dann sukzessive verringert und nach einigen Wochen wird es ganz abgesetzt. Das Nikotin wird dem Konsumenten dabei in Form von Kaugummis, Sprays, Pflaster oder Inhalationsgeräten zur Verfügung gestellt.

Auf den ersten Blick scheint diese Methode sinnvoll. Diese Rauchentwöhnungsmittel sind frei von jenen Giftstoffen, die der Tabakrauch mit sich bringt. Natürlich fällt auch der Nikotinkick, der beim Rauchen sehr schnell zur Sucht führen kann, fast gänzlich weg.

Trotz allem bleibt aber die Tatsache, dass Sie genau den Stoff zuführen, der Sie vom Rauchen abhängig gemacht hat. Unterbewusst setzt sich dabei Folgendes in Ihrem Kopf fest: Ich brauche Nikotin, um von den Zigaretten loszukommen! Sie begeben sich daher auf einen zwielichtigen Pfad, der für sehr viele Raucher wieder zurück in den Nikotinsumpf führt.

Lassen Sie die Finger von all diesen Produkten und genießen Sie stattdessen ganz einfach Ihr Leben ohne Nikotin!

Vorsicht! Eine Zigarette ist eine Nikotin-packung zu viel!

Jetzt am Ende des Buches möchte ich Sie noch einmal eindringlich davor warnen, in Zukunft leichtsinnig gegenüber Zigaretten zu werden! Je länger Sie rauchfrei sein werden, umso gefährlicher wird der Gedanke, dass Ihnen jetzt eh nichts mehr passieren kann und Sie ja eine Zigarette gar nicht wieder süchtig macht. Der Weg aus dem Nikotinsumpf liegt dann schon einige Zeit hinter Ihnen und das Rauchen scheint keine Bedrohung mehr für Sie darzustellen. Denken Sie daran, dass Reste Ihres Suchtgedächtnisses immer noch in Ihrem Kopf schlummern! Auch aus Ihrem Umfeld können Sprüche kommen wie: »Es ist jetzt eh schon ewig her, dass du geraucht hast, eine kannst du probieren!«

Theoretisch lauert die Suchtfalle in den verschiedensten emotionalen Situationen. Egal ob Sie himmelhochjauchzend oder zu Tode betrübt sind, gelangweilt oder wütend, die Lust auf eine Zigarette kann immer irgendwo noch einmal auftauchen. Vergessen Sie eines nicht: Sie können sich keine Auszeit vom Nichtrauchen nehmen, ein Zug an der Zigarette beendet Ihr Nichtraucherleben!

Deshalb gibt es nur einen Weg als Nichtraucher: Spielen Sie nicht mit dem Feuer und werden Sie auf keinen Fall mehr leichtsinnig! Machen Sie sich die ganzen Vorteile bewusst, die Sie als Nichtraucher haben und genießen Sie jeden rauchfreien Tag!

Schlussbemerkungen

Ich hoffe, ich konnte Sie mit diesem Buch noch mehr für den Rauchstopp motivieren und Ihnen einen klare Wegbeschreibung für Ihr zukünftiges Nichtraucherleben in die Hand geben! Freuen Sie sich darauf, endlich alle Vorteile des Nichtrauchens genießen zu können und wieder ein selbstbestimmtes Leben führen zu können. Versuchen Sie sich generell mehr zu entspannen und möglichst optimistisch an die Zukunft heranzugehen. Es wird Ihnen sehr helfen, wenn Sie zunächst in kleinen Etappen denken und die kleinen Erfolge verbuchen. Seien Sie stolz, wenn Sie es wieder einmal geschafft haben, 24 Stunden rauchfrei zu bleiben! Halten Sie das Buch immer möglichst griffbereit, wenn Sie einmal eine schwierige Phase auf Ihrem Weg zum Nichtraucher durchmachen.

Auch Sie können mich unterstützen, indem Sie eine kurze Bewertung meines Buches auf Amazon verfassen. Einerseits können Sie mir schildern, wie es Ihnen als Nichtraucher geht und andererseits, wie Ihnen das Buch generell gefallen hat. Mir ist die Kritik meiner Leser sehr wichtig und gerne kann ich Wünsche und Anregungen in zukünftige Bücher einarbeiten! Ich freue mich auf Ihr zahlreiches Feedback und bedanke mich schon jetzt für Ihr Interesse und Ihre Unterstützung!

Alles Gute und vor allem ein langes Nichtraucherleben!

Markus K. Hoffmann

Anhang

Impressum und Haftungsausschluss

© Autor Markus K. Hoffmann

4. Auflage 2021

Alle Rechte vorbehalten

Nachdruck, auch auszugsweise, verboten

Kein Teil dieses Werkes darf ohne schriftliche Genehmigung des Autors in irgendeiner Form reproduziert, vervielfältigt oder verbreitet werden.

Kontakt: Markus Kurzemann Wagramerstraße 95/1/7, 1220 Wien

Umschlaggestaltung: Markus K. Hoffmann unter der Verwendung der Adobe Stock Bilder mit den Nummern 194180325 und 383757444

Herstellung und Verlag: BoD – Books on Demand, Norderstedt
ISBN: 9783754335116

Haftungsausschluss

Quellenverzeichnis

[1] National Cancer Institute. The Role of the Media in Promoting and Reducing Tobacco Use. Tobacco Control Monograph No. 19. Bethesda, MD: U.S. Department of Health and Human Services, National Institutes of Health, National Cancer Institute. NIH Pub. No. 07-6242, June 2008.

[2] Maria L. Loureiro, Anna Sanz-de-Galdeano, Daniela Vuri. Smoking Habits: Like Father, Like Son, Like Mother, Like Daughter?*. Oxford Bulletin of Economics and Statistics, 2010; 72 (6): 717 DOI: 10.1111/j.1468-0084.2010.00603.x

[3] Deutsches Krebsforschungszentrum (Hrsg.): Tabakrauch – ein Giftgemisch Heidelberg, 2008

[4] Roger Sheu, Christof Stönner, Jenna C. Ditto, Thomas Klüpfel, Jonathan Williams, Drew R. Gentner Human transport of thirdhand tobacco smoke: A prominent source of hazardous air pollutants into indoor nonsmoking environments, Science Advances 04 Mar 2020: Vol. 6, no. 10, eaay4109DOI: 10.1126/sciadv.aay4109

[5] de Oliveira Fontes Gasperin L, Neuberger M, Tichy A, et alCross-sectional association between cigarette smoking and abdominal obesity among Austrian bank employeesBMJOpen 2014;4:e004899. doi: 10.1136/bmjopen-2014-004899

[6] Saarni Se, Pietiläinen K, Kantonen S, Rissanen A, Kaprio J. Association of smoking in adolescence with abdominal obesity in adulthood: a follow-up study of 5 birth cohorts of Finnish twins.Am J Public Health. 2009 Feb;99(2):348-54.

[7] Ilan Hackshaw, Joan K Morris, Sadie Boniface, Jin-Ling Tang, Dušan Milenković. Low cigarette consumption and risk of coronary heart disease and stroke: meta-analysis of 141 cohort studies in 55 study reports
BMJ 2018;360:j5855doi: https://doi.org/10.1136/bmj.j5855 (Published 24 January 2018)

[8] Min-Ae Song, Neal L Benowitz, Micah Berman, Theodore M Brasky, K Michael Cummings, Dorothy K Hatsukami, Catalin Marian, Richard O'Connor, Vaughan W Rees, Casper WoroszyloNCI: Journal of the National Cancer Institute, Volume 109, Issue12, December 2017, djx075, https://doi.org/10.1093/jnci/djx075

[9] Mathilde Touvier, Emmanuelle Kesse, Françoise Clavel-Chapelon, Marie-Christine Boutron-Ruault_Dual Association of β-Carotene With Risk of Tobacco-Related Cancers in a Cohort of French Women JNCI: Journal of the National Cancer Institute, Volume 97, Issue 18, 21 September 2005, Pages 1338–1344

[10] Christopher G. Slatore, Alyson J. Littman, David H. Au, Jessie A. Satia, and Emily White Long-Term Use of Supplemental Multivitamins, Vitamin C, Vitamin E, and Folate Does Not Reduce the Risk of Lung Cancer https://doi.org/10.1164/rccm.200709-1398OC

[11] t.online.de 18.10.2019.Zahl der Toten durch E-Zigaretten in den USA steigt weiter.https://www.t-online.de/gesundheit/gesund-leben/id_86641478/e-zigaretten-zahl-der-toten-durch-lungenschaeden-in-den-usa-steigt-weiter-.html

[12] derstandard.at.25. Oktober 2019.Zahl der Toten durch E-Zigaretten in den USA auf 34 gestiegen. https://www.derstandard.at/story/2000110313379/zahl-der-toten-durch-e-zigaretten-in-den-usa-auf

[13]Deutsches Krebsforschungszentrum (Hrsg.) Tabakerhitzer. Fakten zum Rauchen, Heidelberg, 2018

[14] Nowak D et al. Positionspapier der Deutschen Gesellschaft für Pneumologie und Beatmungsmedizin... Pneumologie 2015; 69: 131–134

[15] kurier.at.1.04.2019.CO-Vergiftung in Shisha-Bar: Junge Menschen im Spital.https://kurier.at/chronik/wien/kohlenmonoxid-vergiftung-in-shisha-bar-vier-junge-menschen-im-spital/400452865

[16] rp-online.de.7.02.2019.Düsseldorf verstärkt Kontrollen in Shisha-Bars.https://rp-online.de/nrw/staedte/duesseldorf/immer-mehr-kohlenmonoxid-vergiftungen-in-duesseldorf-mehr-kontrollen-in-shisa-bars_aid-36604349

[17] standard.at.9.02.2009.Cannabisfördert Hodenkrebs Langzeitkonsum verdoppelt das Risiko für die aggressive Tumorform. https://www.derstandard.at/story/1233587035229/us-studie-cannabis-foerdert-hodenkrebs

[18] lungenaerzte-im-netz.de. 07.04.2008. Cannabis Krebs erregender als Tabak. https://www.lungenaerzte-im-netz.de/news-archiv/meldung/article/cannabis-krebs-erregender-als-tabak/